Lebensende, Sterben und Tod

Fortschritte der Psychotherapie
Band 61

Lebensende, Sterben und Tod

Dr. Dr. Manuel Trachsel, Prof. Dr. Dr. Andreas Maercker

Manuel Trachsel
Andreas Maercker

Lebensende, Sterben und Tod

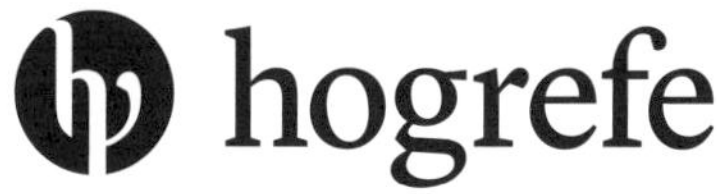

Dr. med. Dr. phil. Manuel Trachsel, geb. 1982. Studium der Medizin, Psychologie und Philosophie in Bern. 2011 Psychologische Dissertation. 2014 Medizinische Dissertation. Seit 2014 Oberassistent am Institut für Biomedizinische Ethik und Medizingeschichte der Universität Zürich sowie klinische Tätigkeit in einer Psychiatrischen Klinik in Münsingen. Forschungsschwerpunkte: Ethik und Philosophie der Psychiatrie und Psychotherapie, Schnittbereich zwischen Psychiatrie und Palliative Care, Einwilligungsfähigkeit, Informierte Einwilligung und Patientenverfügungen.

Prof. Dr. Dr. Andreas Maercker, geb. 1960. Studium der Medizin und Psychologie in Halle/Saale und Berlin. 1986 Medizinische Dissertation. 1995 Psychologische Dissertation. 1998 Habilitation. 1998-2001 Leiter der Institutsambulanz für Psychotherapie sowie des Aufbaustudiengangs Psychologische Psychotherapie an der TU Dresden. 2002-2004 Arbeitsgruppenleiter am Institut für Psychologie der Universität Zürich. Seit 2005 Ordinarius für Psychologie an der Universität Zürich und Leiter von Spezialambulanzen zum Thema Traumafolgestörungen und Probleme des Alters im Psychotherapeutischen Zentrum des Psychologischen Instituts Zürich. Forschungsschwerpunkte: Trauma- und Stressfolgen, Probleme des Alters, Internet-Interventionen.

Bibliografische Information der Deutschen Nationalbibliothek

Die Deutsche Nationalbibliothek verzeichnet diese Publikation in der Deutschen Nationalbibliografie; detaillierte bibliografische Daten sind im Internet über http://dnb.dnb.de abrufbar.

Hogrefe Verlag GmbH & Co. KG
Merkelstraße 3
37085 Göttingen
Deutschland
Tel.: +49 551 999 50 0
Fax: +49 551 999 50 111
E-Mail: verlag@hogrefe.de
Internet: www.hogrefe.de

Satz: ARThür Grafik-Design & Kunst, Weimar
Druck: Media-Print Informationstechnologie GmbH, Paderborn
Printed in Germany
Auf säurefreiem Papier gedruckt

1. Auflage 2016

(E-Book-ISBN [PDF] 978-3-8409-2677-8; E-Book-ISBN [EPUB] 978-3-8444-2677-9)
ISBN 978-3-8017-2677-5
http://doi.org/10.1026/02677-000

Inhaltsverzeichnis

Einführung

„Media vita in morte sumus." – „Inmitten des Lebens sind wir vom Tod umgeben."

Psychologische Fachpersonen werden zunehmend in die multiprofessionelle Betreuung von Menschen am Lebensende einbezogen und es gibt zunehmend mehr empirisch gesichertes Wissen zu hilfreichen psychologischen Interventionen am Lebensende und in der Sterbephase. Das vorliegende Buch klärt auf über Rahmenbedingungen, gesetzliche Bestimmungen, diagnostische und interventive Möglichkeiten und gibt psychologischen Fachpersonen wertvolle therapeutische Strategien aus der Psychotherapie, Psychoonkologie, Palliative Care, Philosophie und Ethik an die Hand.

Ein besonderes Augenmerk liegt dabei auf den Voraussetzungen für ein „gutes" Sterben und auf dem Umgang mit existenziellen Ängsten, Isolations- und Sinnlosigkeitsgefühlen sowie depressiven Symptomen und Suizidwünschen bei der Konfrontation mit der eigenen Endlichkeit und dem Sterben.

Lebensende

In diesem Buch wird von Lebensende gesprochen, wenn die verbleibende Lebenszeit von Menschen jeden Alters aller Voraussicht nach nur noch kurz ist. Aufgrund bestimmter Umstände wie hohem Alter oder schwerer Erkrankung wird der Eintritt des Todes wahrscheinlicher. Zeitlich lässt sich die Phase des Lebensendes jedoch nicht genauer bestimmen. Sie kann von einer kurzen Zeitspanne bis zu einigen Jahren reichen.

Heute werden Menschen beim Sterben zunehmend professionell begleitet. Dabei leisten Psychologen neben Ärzten und Pflegekräften erst seit kurzem direkte Beiträge. Palliative Care und Psychoonkologie haben sich in letzter Zeit international enorm entwickelt und so zu den psychologischen Interventionsmöglichkeiten beigetragen, die in diesem Buch beschrieben werden.

Zürich, im Herbst 2015 — Manuel Trachsel und Andreas Maercker

1 Lebensende, Sterben und Tod

1.1 Tod

Organ- und Zelltod

Die Lehre vom Tod und vom Sterben wird als Thanatologie (griech. Thanatos = Tod) bezeichnet. Der Begriff des Todes bezeichnet den biologischen Zustand nach dem Sterben, in dem die Organe und Zellen des Organismus ihre Funktion irreversibel verloren haben. Bedeutend ist, dass alle Organe betroffen sind, wenn ein Mensch stirbt. Einzelne Organe oder Gewebe können ihre Funktion jedoch bereits vollständig verlieren, ohne dass das ganze Individuum dabei stirbt.

Klinischer Tod

Als klinisch tot gilt ein Mensch, wenn Atmung, Herzschlag und Kreislauf sistieren und die Pupillen weit und lichtstarr werden. Es besteht in diesem Zustand ein Zeitfenster von einigen Minuten, in denen es grundsätzlich möglich ist, Personen erfolgreich zu reanimieren. Nach einigen Minuten sind irreversible Schäden unvermeidbar und später tritt der Tod ein.

Hirntod und Individualtod

Obwohl es möglich ist, den Blutkreislauf und die Sauerstoffversorgung des Blutes mittels intensivmedizinischer Technologien teilweise über längere Zeit aufrecht zu erhalten, können die Funktionen des Gehirns, des Kleinhirns und des Hirnstammes dabei bereits vollständig und irreversibel erloschen sein. In diesem Fall spricht man vom Hirntod, dem Organtod des Gehirns. Der Hirntod wird auch als Individualtod bezeichnet, da der Mensch als Person, als einheitlicher und unteilbarer Gesamtorganismus zu existieren aufhört. Der Hirntod gilt aktuell als rechtliche Voraussetzung für Organentnahmen zur Organspende.

Todeseintritt

Das Sterben als Übergangsphase vom Leben zum Tod stellt noch einen Teil des Lebens dar und ist somit abzugrenzen vom Tod, bei dem das Leben per definitionem erloschen ist. Wann der Tod genau eintritt, kann nicht mit Sicherheit festgestellt werden, da das Sterben ein Prozess ist und der Tod kein punktuelles Ereignis darstellt. Die verschiedenen Organe des menschlichen Körpers haben einen unterschiedlichen Sauerstoffbedarf und stellen ihre Funktion deshalb zu unterschiedlichen Zeitpunkten ein. Auf der Todesbescheinigung, die durch eine ärztliche Fachperson auszustellen ist, gilt die Zeit, zu der die Herzaktion spontan sistierte oder lebenserhaltende Geräte abgestellt wurden, als Zeitpunkt des Todes. Diese Definition mag aus juristischen Gründen zwar nützlich sein, wird der Realität jedoch nicht gerecht, da hierdurch eine künstliche Grenze gezogen wird.

Intermediäres Leben

Zwischen dem Individualtod und dem Absterben aller Körperzellen liegt eine mehr oder weniger lange Zeitspanne, die in der Thanatologie als intermediäres Leben oder Supravitalität bezeichnet wird. Während dieser Zeitspanne können einzelne Körperreaktionen noch ausgelöst werden, beispielsweise Reaktionen der Skelettmuskulatur auf mechanische und elektrische Reize oder Pupillenreaktionen durch Medikamente. Solche Körperreaktionen werden als supravitale Reaktionen bezeichnet.

1.1.1 Feststellung des Todes

Leichenschau

Die sichere Feststellung des Todes geschieht durch die ärztliche Leichenschau, bei der bestimmte Leichenerscheinungen aktiv gesucht werden. Die Leichenschau gilt als letzter ärztlicher Dienst am Patienten. Um die Todesbescheinigung auszustellen, gilt es einerseits den Tod sowie die Identität des Toten sicher festzustellen sowie eine Todeszeitschätzung vorzunehmen. Andererseits muss die Todesart im weiteren Sinne angegeben werden, das heißt, ob die Todesart als natürlich aus krankhafter innerer Ursache, als nicht natürlich von außen verursacht/beeinflusst oder als unklar beurteilt wird. Als unklare Todesart gelten plötzliche und unerwartete Todesfälle ohne sichtbare Zeichen von Gewalteinwirkung. Solche müssen zwingend den zuständigen Strafverfolgungsbehörden gemeldet werden.

Todesart

Unsichere und sichere Todeszeichen

Nach dem Eintritt des Todes kommt es zu Veränderungen des Körpers wie Abkühlung (Algor mortis), Pulslosigkeit, Fehlen von Reflexen und Erschlaffung der Muskulatur. Dies sind jedoch nur unsichere Todeszeichen und schließen einen Scheintod nicht aus. Drei Leichenerscheinungen gelten als sichere Todeszeichen: Totenflecken, Totenstarre und Fäulnis. Totenflecken (Livores) entsprechen blau-violetten Verfärbungen der Haut, die bereits 20 bis 30 Minuten nach dem Tod durch Absinken des Blutes auftreten. Totenflecken sind das früheste sichere Todeszeichen. Sie bilden sich an Körperstellen, die der Erde zugewandt sind aufgrund der Schwerkraft durch das Absinken des Blutes und sparen Aufliegeflächen aus. Das zweite sichere Todeszeichen ist die Totenstarre (Rigor mortis) und entspricht dem beginnenden Starrwerden der Muskulatur drei bis vier Stunden nach dem Todeseintritt mit einer vollständigen Starre nach ungefähr acht Stunden. Nach zwei bis drei Tagen löst sich diese Starre wieder. Fäulnis und Verwesung sind das dritte sichere Todeszeichen, das je nach Jahreszeit und Temperatur nach einem bis einigen Tagen aufgrund der bakteriellen Zersetzung des Körpers beginnt. Das früheste Zeichen der Fäulnis ist eine grünlich bis schwarze Hautverfärbung am rechten Unterbauch, die sich allmählich über den ganzen Körper ausbreitet. Neben den drei klassischen sicheren Todeszeichen kann der sichere Tod auch festgestellt werden, wenn schwerwiegende Verletzungen vorliegen, die mit dem Leben nicht vereinbar sind.

Scheintod

Eine Schwierigkeit bei der Feststellung des Todes stellt der sogenannte Scheintod (Vita minima) dar. Bei diesem Zustand fehlen einerseits Lebenszeichen; andererseits fehlen sichere Todeszeichen. Zum Scheintod kommt es, wenn die großen Organsysteme an ihrer Leistungsgrenze arbeiten, beispielsweise bei Unterkühlung, Intoxikation, Elektrounfällen oder Schädel-Hirn-Traumata. Eine Reanimation ist in diesem Fall möglich.

1.1.2 Veränderungen vor dem Todeseintritt

Die Prozesse, die während der letzten Tage vor dem Tod ablaufen, bilden für den Patienten sowie dessen Angehörige eine zentrale Lebensphase. Was in diesen Tagen geschieht, hinterlässt bei allen Beteiligten positive und/oder negative Spuren.

Finalphase des Sterbens

Beim Sterbenden zeigen sich meistens mehr oder weniger starke Veränderungen, die darauf hinweisen, dass er in die Finalphase (lat. finis = Ziel, Ende, Abschluss) des Sterbens eintritt und aller Wahrscheinlichkeit nach nur noch Stunden oder Tage leben wird. Ein genauer Zeitpunkt, ab wann ein Patient sich in der Finalphase befindet, kann jedoch nicht definiert werden. Der Bewusstseinszustand ändert sich von abnehmender Kontaktfähigkeit bis hin zum Bewusstseinsverlust. Der Aktivitätsgrad nimmt ab, Energie und Kraft sinken kontinuierlich, das Schlafbedürfnis nimmt zu, der Flüssigkeits- und Nahrungsbedarf nimmt ab und aufgrund der allgemeinen Muskelschwäche ändern sich auch Atmung und Bewegungsmuster. Es kommt zu Atempausen, Atemunregelmäßigkeiten, „Rasseln" und fehlenden Schluckreflexen. Aufgrund der Muskelschwäche und der damit einhergehenden abnehmenden muskulären Reaktionen kommt es zudem zu Fehlhaltungen und Fehllagen, die teils starke Schmerzen verursachen können.

Weitere subtile Veränderungen wie Veränderungen des Geruchs, der Mimik oder der Haut wie die Facies hippocratica treten auf: fahle, blasse Haut, eingefallene Augen und Wangen, eine spitze Nase und ein hervorgeschobener Unterkiefer. Erfahrene Fachpersonen in der Palliative Care entwickeln ein Bauchgefühl für die Feststellung der Sterbephasen und können oft nicht oder nur annähernd beschreiben, welche Veränderungen bei ihnen dieses Bauchgefühl genau auslösen.

1.1.3 Todesursachen und Sterbeorte

Eintrittspforten des Todes

Historisch gesehen wurden diejenigen Organe des menschlichen Körpers, von denen die wichtigsten Lebensimpulse ausgehen und deren Schädigung den plötzlichen Tod herbeiführen, als Eintrittspforten des Todes bezeichnet (z. B. das Herz oder das Gehirn).

Häufigste Todesursachen

Weltweit stehen nach Erhebungen der Weltgesundheitsorganisation (WHO) ischämische Herzerkrankungen (z. B. Herzinfarkte) und Schlaganfälle mit Abstand an der Spitze der Liste der häufigsten Todesursachen. Zusammen machen sie ca. ein Viertel der Todesursachen aus (24,1 %; WHO, 2012). In der Liste der 10 häufigsten Todesursachen folgen Lungeninfektionen (5,9 %), chronische Lungenerkrankungen (5,4 %), Durchfallerkrankungen (3,5 %), HIV/AIDS (2,9 %), Luftröhren- und Lungenkrebs (2,7 %), Diabetes mellitus (2,6 %), Verkehrsunfälle (2,3 %) und Frühgeburtlichkeit (2,2 %).

Werden nur die Todesursachen der Länder mit den höchsten Pro-Kopf-Einkommen angeschaut, worunter auch Deutschland, Österreich und die Schweiz fallen, ergibt sich das in Tabelle 1 dargestellt Bild.

Tabelle 1: Die zehn häufigsten Todesursachen in Ländern mit hohem Pro-Kopf-Einkommen (WHO, 2012).

	Erkrankungen	Todesursachen in %
1.	Ischämische Herzerkrankungen inkl. Herzinfarkt	15,6 %
2.	Schlaganfall	8,7 %
3.	Luftröhren- Bronchus- und Lungenkrebs	5,9 %
4.	Morbus Alzheimer und andere Demenzen	4,1 %
5.	Lungeninfektionen	3,8 %
6.	Chronisch obstruktive Lungenerkrankungen (COPD)	3,5 %
7.	Darmkrebs	3,3 %
8.	Diabetes mellitus	2,6 %
9.	Hypertensive Herzerkrankungen	2,3 %
10.	Brustkrebs	1,9 %

Suizid

2013 betrug die Suizidrate in Deutschland 1,1 %. Suizid gehört damit knapp nicht zu den 10 häufigsten Todesursachen (Statistisches Bundesamt, 2013), wobei jedoch mit einer hohen Dunkelziffer zu rechnen ist (Stürze = 1,2 %, Verkehrsunfälle = 0,4 %). Knapp drei Viertel der Suizidenten sind Männer. Die Gesamtzahl der Suizide ging von 1980 bis 2007 kontinuierlich zurück und stieg seither wieder leicht an. Die Suizidraten in Österreich und der Schweiz lagen in den letzten Jahren leicht höher als in Deutschland.

Sterbeorte

Ungefähr 850.000 Menschen sterben jährlich in Deutschland. Etwa 50 % sterben in einem Krankenhaus und 20 % in Heimen. Wie viele Menschen zu Hause oder in der Öffentlichkeit sterben, ist nicht genau dokumentiert. In anderen westlichen Ländern sprechen die Zahlen ein ähnliches Bild. In England beispielsweise sterben 53 % in einem Krankenhaus. Im Kontrast dazu wünschen sich ungefähr zwei Drittel der Menschen, zu Hause zu sterben (Palliative Care Funding Review, 2011). Allerdings weisen Umfrageergebnisse darauf hin, dass Patienten im Allgemeinen nur dann zu Hause sterben wollen, wenn angemessene Versorgungsstrukturen vorhanden sind (z. B. Collis & Al-Qurainy, 2013).

1.1.4 Lebenserwartung und demografischer Wandel

Historische Entwicklung der Lebenserwartung

Der OECD (2014) zufolge hatte ein Mensch, der im Jahr 1820 geboren wurde, eine Lebenserwartung von 33 Jahren. Wer heute in Westeuropa auf die Welt kommt, hat beste Chancen, 80 Jahre alt zu werden. Die OECD schreibt die gute Verdoppelung der Lebenserwartung innerhalb von 200 Jahren dem materiellen Wohlstand und den Fortschritten im Gesundheitswesen zu. Hierbei waren vor allem Hygiene, Ernährung, Operationstechniken, Medikamente und Krankenpflege relevante Faktoren (OECD, 2014).

Demografischer Wandel

Laut des Deutschen Statistischen Bundesamtes (2013) versterben nur ungefähr 3 % der Menschen in Deutschland zwischen dem 60. und 80. Lebensjahr („Junge Alte"). Über 60 % sterben in der Zeit nach ihrem 80. Lebensjahr („Hochbetagte"). Die Anzahl Hochbetagter steigt derzeit immer noch kontinuierlich an. Das Deutsche Statistische Bundesamt schätzt, dass sich in Deutschland die Anzahl der Menschen über 85 Jahren bis zum Jahr 2050 im Vergleich zu heute ungefähr verdoppeln wird.

Funktionelle Definitionen des Alters

Mit Blick auf medizinische oder psychologische Interventionsmöglichkeiten ist die Kenntnis des kalendarischen Alters jedoch nur bedingt nützlich. Für die Gesundheitsversorgung viel wichtiger sind funktionelle Definitionen wie sie beispielsweise von der Deutschen Gesellschaft für Gerontologie und Geriatrie vorgeschlagen werden. Geriatrische Patienten sind dementsprechend Personen, die überwiegend 70-jährig oder älter sind und zusätzlich unter mindestens zwei typischen geriatrischen Multimorbiditätskomplexen leiden. Dazu gehören Zustände wie Immobilität, Depressionen, Angststörungen, kognitive Defizite, chronische Schmerzen, starke Seh- und Hörbehinderungen oder Medikamentenprobleme.

1.2 Sterben

Sterben

Das Sterben ist Teil des Lebens und markiert die letzte Phase vor dem Tod. Diese Phase kann beispielsweise bei einem plötzlichen Herzstillstand, bei gewissen Formen des Schlaganfalls, bei Explosionen oder Schussverletzungen sehr kurz sein (kurze Agonie; Agonie = griechisch für Qual/Kampf). Häufig dauert die Phase des Sterbens jedoch viel länger, was als lange Agonie bezeichnet wird. Die Sterbephase beginnt mit einer Funktionseinschränkung eines oder mehrerer lebenswichtiger Organe meistens im Rahmen einer Krankheit. Bei Sterbenden im Krankenhaus wird meistens in den letzten vier bis sieben Tagen von der Sterbephase gesprochen.

Stirbt ein Mensch aufgrund der Erkrankung eines einzelnen Organs als Todesursache, wird von einem linearen Sterbenstyp gesprochen (Dettmeyer & Verhoff, 2011). Es kann jedoch auch sein, dass eine organspezifische Erkrankung zu einer organunspezifischen Todesursache führt. Dabei wird von einem divergierenden Sterbenstyp gesprochen (Dettmeyer & Verhoff, 2011). Ein konvergierender Sterbenstyp liegt hingegen vor, wenn Erkrankungen verschiedener Organe über eine gemeinsame Endstrecke den Tod herbeiführen. Schließlich spricht man von einem komplexen Sterbenstyp, wenn Erkrankungen verschiedener Organe jeweils bereits für sich alleine eine organspezifische Todesursache darstellen (Dettmeyer & Verhoff, 2011).

Sterbenstypen

Bei Hochbetagten ist es zuweilen keine schwere Erkrankung, die das Sterben einleitet, sondern eine geringfügige Erkrankung, die aufgrund des hohen Alters genügen kann, um eines oder mehrere lebenswichtige Organsysteme substanziell zu schwächen, da geriatrische Patienten meistens unter mehreren typischen Multimorbiditätskomplexen leiden.

Tod im hohen Alter

1.2.1 Formen der Sterbehilfe und terminale Sedierung

Aktive Sterbehilfe

Merke: Aktive Sterbehilfe

Bei der aktiven Sterbehilfe wird unterschieden in aktive (direkt-aktive) und indirekte (indirekt-aktive) Sterbehilfe. Aktive (direkt-aktive) Sterbehilfe ist definiert als gezielte Tötung einer anderen Person zur Verkürzung ihres Leidens. Ein Arzt oder eine andere Drittperson verabreicht dem Patienten absichtlich eine Substanz, die direkt zum Tod führt. Indirekte (indirekt-aktive) Sterbehilfe meint den Einsatz von Medikamenten (z. B. Barbiturate oder Opioide), die zwar Linderung von Leiden als primäres Ziel haben, die als Nebenwirkung theoretisch jedoch die Lebensdauer herabsetzen können.

Der möglicherweise früher eintretende Tod wird dabei in Kauf genommen. Dieser Unterschied mag zwar auf den ersten Blick etwas künstlich erscheinen, doch markiert er in Deutschland, Österreich und der Schweiz die Grenze zwischen dem Verhalten, das erlaubt und den Handlungen, die strafrechtlich verboten sind. Aktive (direkt-aktive) Sterbehilfe ist verboten. Indirekte (indirekt-aktive) Sterbehilfe ist in Österreich und der Schweiz gesetzlich zwar nicht ausdrücklich geregelt, gilt jedoch als legal. In Deutschland ist die indirekte (indirekt-aktive) Sterbehilfe unter der Bedingung erlaubt, dass eine Willensbekundung der betroffenen Person oder eine gültige Patientenverfügung vorliegt. Auf den Begriff der indirekten Sterbehilfe kann jedoch in Zukunft wohl verzichtet werden, da viele Studien aus der Palliativmedizin eindeutig belegen konnten, dass bei korrekter Anwendung auch sehr hohe Dosierungen von Opioiden oder Benzodiazepinen nicht zu einer Verkürzung der letzten Lebensphase führen (siehe z. B. Sykes & Thorns, 2003).

> **Merke: Passive Sterbehilfe**
>
> Als passive Sterbehilfe gilt der Verzicht auf eine lebenserhaltende Maßnahme oder der Abbruch einer solchen.

Passive Sterbehilfe

Eine lebenserhaltende Maßnahme kann beispielsweise ein Sauerstoffgerät sein, ohne dessen Hilfe ein Patient versterben würde. Diese Form der Sterbehilfe gilt in Deutschland und Österreich ebenfalls als legal, sofern wie bei der indirekten (indirekt-aktiven) Sterbehilfe eine Willensäußerung der betroffenen Person oder eine gültige Patientenverfügung vorliegt. Für die Schweiz gilt diese Einschränkung nicht.

Terminale Sedierung

Explizit *keine Form der Sterbehilfe* stellt die terminale Sedierung dar, da sie die Sterbephase nicht verkürzt, sondern diese im Durchschnitt sogar eher etwas verlängert (z. B. Maltoni et al., 2012). Terminale Sedierung ist die ultima ratio in der Palliative Care und kann definiert werden „als intravenöse oder subkutane Infusion von Medikamenten zur Bewusstseinsdämpfung (in der Regel Benzodiazepine u. U. in Kombination mit Opiaten) in einer solchen Dosis, dass die Zeit bis zum Eintritt des Todes durch die Linderung belastender Symptome annehmbarer und erträglicher wird" (Müller-Busch, 2004, S. 108). Das Bewusstsein wird so weit gedämpft, bis ein narkoseähnlicher Zustand eintritt. Auch hinsichtlich psychischer Leidenszustände war Cicely Saunders, die Begründerin der modernen Hospizbewegung und Palliativmedizin, bereits 1984 der Auffassung, dass der Einsatz von terminaler Sedierung moralisch gerechtfertigt sein kann, wenn Angst, Depression und existenzielles Leiden mit bewusstseinserhaltenden Methoden nicht mehr kontrolliert werden können (Saunders, 1984). Dies ist jedoch bis heute innerhalb der Gemeinschaft von Fachleuten je nach professionellem und kulturellem Hintergrund stark umstritten. Die Möglichkeit zur terminalen Sedierung wurde vom Amerikanischen Bundesgericht für den Fall genehmigt, dass sich ein Patient in der Sterbephase befindet, dass damit unerträgliche Symptome behandelt werden und der Tod dadurch zwar nicht beabsichtigt, jedoch in Kauf genommen wird. Hinsichtlich der Indikation von terminaler Sedierung am Lebensende hat die European Association for Palliative Care (EAPC) eine hilfreiche Leitlinie herausgegeben (Cherny & Radbruch, 2009).

Ultima ratio der Palliative Care

1.2.2 Assistierter Suizid

Beim assistierten Suizid oder der Beihilfe zur Selbsttötung wird dem Patienten eine tödliche Substanz verschrieben (meistens Natriumpentobarbital). Die Substanz wird ohne Einwirkung einer Drittperson jedoch möglicherweise mit Unterstützung technischer Hilfsmittel selbstbestimmt eingenommen. Diese Form der Sterbehilfe ist in Deutschland und in der Schweiz dann straffrei, wenn die betreffende Person zum Zeitpunkt der Einnahme einwilligungsfähig resp. urteilsfähig ist und wenn die unterstützende Person nicht durch selbstsüchtige Motive geleitet wird resp. nicht geschäftsmäßig handelt (neue Rechtslage in Deutschland seit dem 06.11.2015). In Österreich ist der assistierte Suizid strafbar (bis zu fünf Jahre Haft).

Bei der im vorherigen Abschnitt beschriebenen terminalen Sedierung handelt es sich klar nicht um assistierten Suizid. Die wichtigsten Unterschiede werden in Tabelle 2 dargestellt.

Tabelle 2: Unterschiede zwischen palliativer Sedierung und assistiertem Suizid

	Palliative Sedierung	Assistierter Suizid
Ziel	Linderung von Schmerzen und anderen unerträglichen körperlichen oder psychischen Symptomen	Tod des Patienten
Methode	Sedierendes Medikament zur Kontrolle von Symptomen	Tödliche Substanz
Erfolg	Linderung der Schmerzen oder anderer unerträglicher körperlicher oder psychischer Symptome	Sofortiger Tod

1.3 Belastungsfaktoren am Lebensende

1.3.1 Chronische Krankheiten am Lebensende

Weniger als 5 % der Todesfälle ereignen sich plötzlich und unerwartet aus voller Gesundheit heraus (Borasio, 2011). Hingegen stellen chronische und unheilbare Erkrankungen mit Abstand die häufigsten Todesursachen dar (vgl. Tabelle 1), vorab kardiovaskuläre Erkrankungen, Schlaganfälle und Krebserkrankungen.

Zunahme von Multimorbidität am Lebensende

65 % der Personen zwischen 65 und 84 Jahren leiden an zwei oder mehr Erkrankungen; 82 % der über 85-Jährigen leiden sogar an drei oder mehr Erkrankungen (Barnett et al., 2012). Im Allgemeinen tritt Multimorbidität mit zunehmendem Alter häufiger auf und ist mit einem höheren Sterbensrisiko assoziiert. Multimorbidität ist dennoch nicht gleichzusetzen mit Moribundität (lat. Todgeweihtheit), da die Krankheitssymptome mit entsprechender Therapie und Pflege oft kontrolliert werden können. Trotzdem haben multimorbide Patienten durchschnittlich eine schlechte Lebensqualität.

1.3.2 Psychische Belastungsfaktoren im Sterbeprozess

Die psychische Seite des Sterbens gilt in besonderer Weise als ein individueller Prozess. In seinen Verlauf und seine Ausgestaltung münden bisherige biografische Lebenserfahrungen und individuelle Gewohnheiten. Zudem wird der Sterbeprozess vom sozialen Kontext beeinflusst, z. B. als Sterben unter individuellen, familiär-gemeinschaftlichen oder medizinisch-institutionellen Bedingungen.

Sterbephasen nach Kübler-Ross als Orientierungshilfe

In allgemeinen psychologisch-psychiatrischen Begriffen wurde der Sterbeprozess zum ersten Mal von Kübler-Ross (1969) beschrieben. Zudem wurden weitere psychologische Begriffe und Konzepte u. a. aus der Thanatologie und Palliative Care zur Beschreibung des Sterbens entwickelt und angewandt, die im Folgenden erläutert werden. Die Begriffe von Kübler-Ross (1969) dienen in der Tabelle 3 als allgemeine Kategorien für die Zuordnung einzelner psychischer Prozesse und Belastungen.

Tabelle 3: Übersicht über psychologisch-psychiatrische Konzepte zur Beschreibung des Sterbeprozesses

	Kübler-Ross (1969)	**Glaser und Strauss (1965)**	**Spezifische Syndrome**	**Weitere Konzepte**
Verleugnung	Nichtwahrhabenwollen	Geschlossene Bewusstheit		Psychischer Schock
Ärger	Zorn			
Angst			Progredienzangst	Todesangst; Situative Ängste; Existenzielle Ängste
Bewältigung	Verhandeln	Argwöhnische Bewusstheit; Gegenseitige Täuschung		
Depression	Depression		Demoralisierungssyndrom	Bedauern (regret)
Akzeptanz	Zustimmung	Offene Bewusstheit		Innerer Frieden

Kübler-Ross (1969) wurde mit ihrem Modell der Sterbephasen bekannt, das sie nach offenen Interviews mit Sterbenden formuliert hatte.

Modell der Sterbephasen nach Kübler-Ross (1969)

- *Nichtwahrhabenwollen* mit Aussagen wie „Ich doch nicht, das ist ja gar nicht möglich!". Die Betroffenen versuchen, sich der Realität bzw. dem Ausmaß der Todesbedrohung zu verschließen. Damit verbunden wird häufig eine Selbstisolation, um die Realität nicht eindringen zu lassen.

- *Zorn* mit Aussagen wie „Das ist nicht fair!“, „Das kann auf keinen Fall sein!“. Der Ärger wird auf verschiedene Weise empfunden und ausgedrückt: Ärger, Groll, Wut, Neid. Selbst- und Fremdbeschuldigungen sind häufig (z. B. bezogen auf Familienmitglieder, pflegende Personen) oder Anklagen an bisher subjektiv bindende religiöse Instanzen (z. B. Gott).
- *Verhandeln:* Es werden sich selbst Ziele gesetzt und Pläne entwickelt („Ich mache alles, um noch ein paar Monate/Jahre länger zu leben“, „Ich werde meinen Lebensstil sofort ändern“). Es wird versucht, persönliche Kontrolle zurückzugewinnen, indem meist der Lebensstil geändert werden soll.
- *Depression:* Hierbei sind Hilf- und Hoffnungslosigkeit dominierend. Aktives Bewältigen wird eingestellt und ausgeprägtes Rückzugsverhalten bildet sich aus. Die Betroffenen werden meist still.
- *Zustimmung:* Sich mit dem eigenen Tod abfinden, „mit sich selbst ins Reine kommen“, bis hin zum Trost entgegennehmen und sogar Trost spenden können für die Angehörigen.

Bis heute kann man diese Beschreibungen weiterhin als Orientierungshilfen nutzen. Es ist jedoch sinnvoll, die Sterbephasen nach Kübler-Ross (1969) nicht als aufeinanderfolgend, sondern als gleichzeitig bzw. kurzfristig wechselnd aufzufassen. So kommt es oft zu einem sprunghaften Verlauf, in dem Sterbende zeitweise ein Nichtwahrhabenwollen zeigen, in dem sie langjährige Pläne für sich entwickeln und in anderen Zeiten realistisch an ihren Tod denken. Im individuellen Fall müssen nicht alle der im Modell beschriebenen Verarbeitungsformen überhaupt auftreten. Empirisch untersucht wurde der Phasenablauf für den Sterbeprozess bisher nicht. Eine umfassende Studie fand aber für den Trauerprozess statt, für den Kübler-Ross ihre Phasen auch anwandte (Maciejewski et al., 2007). In dieser Studie fand man beides: Die beschriebenen Prozesse bestanden parallel, aber sie hatten ihre jeweiligen Gipfel nacheinander in einem Zeitraum von acht Monaten (Maciejewski et al., 2007).

Bewusstseins- und Kommunikationsformen bei Sterbenden

Glaser und Strauss (1965) beschrieben mit ihren Begriffen verschiedene Bewusstheits- und Kommunikationsformen bei Sterbenden, ihren Angehörigen und dem medizinischen Personal in einer kurzfristigeren Zeitperspektive:

- *Geschlossene Bewusstheit:* Bei der geschlossenen Bewusstheit erkennt der Patient nicht, dass er in absehbarer Zeit sterben wird, aber alle anderen Personen tun es. Neben einer Verleugnungstendenz spielt dabei auch die Unvertrautheit mit den Zeichen des Sterbens eine Rolle. Die Ärzte sind zurückhaltend und die Familien wollen den Patienten abschirmen.
- *Argwöhnische Bewusstheit:* Bei argwöhnischer Bewusstheit vermutet der Patient sein baldiges Ende. Er versucht, diesen Verdacht dadurch zu bestätigen, dass er Familie und medizinisches Personal dazu verleitet, es ihm zu verraten.

- *Gegenseitige Täuschung:* Hier nimmt der Patient an, dass er bald stirbt, verhält sich aber weiterhin so, als wisse er es nicht. Komplementär dazu sind die Familie und das Personal nicht bereit, realistische Aussagen zu machen.
- *Offene Bewusstheit:* Der Patient und alle Beteiligten wissen, dass ein baldiger Tod nahe ist und alle bringen dies in ihren Interaktionen zum Ausdruck.

Die Unterscheidung dieser (interpersonellen) Prozesse bietet mögliche Ansatzpunkte, falls eines der Kommunikationsmuster im individuellen Fall nicht als angemessen und günstig angesehen wird.

Progredienzangst

Aus der Palliativmedizin stammen die Syndrombeschreibungen der Progredienzangst und des Demoralisierungs-Syndroms, wobei Letztgenanntes in der Tabelle 3 unter Depression eingeordnet wird. Die Progredienzangst bezieht sich auf zukünftige Entwicklungen innerhalb der eigenen Erkrankung (Herschbach & Heußner, 2008). Sie ist eine reaktive, bewusst wahrgenommene Furcht, die aus der realen Erfahrung einer schweren, zum Tod oder zu einer Behinderung führenden Erkrankung und ihrer Behandlung entsteht. Wenn sie im individuellen Fall die Selbstfürsorge und die Compliance erhöht, kann sie als funktionale, d. h. der Bewältigung dienende Angst angesehen werden. Sie ist behandlungsbedürftig, wenn durch sie die Lebensqualität eingeschränkt wird.

Auf das eigene Sterben bezogene Depression

Clarke und Kissane (2002) beschrieben, wie die auf das eigene Sterben bezogene Demoralisierung bzw. Depression sich von einem allgemeinen depressiven Syndrom nach ICD-10 bzw. DSM-5 unterscheidet. Dieses behandlungsbedürftige Demoralisierungssyndrom ist definiert durch

a. affektive Symptome existenzieller Belastung wie Hoffnungslosigkeit, Verlust von Sinngebung und Lebensaufgaben;
b. kognitive Einstellungen geprägt durch Pessimismus, Hilflosigkeit, Gefühle, gefangen zu sein, persönliches Versagen, Fehlen einer erstrebenswerten Zukunft;
c. Fehlen von willentlichem Antrieb und der Motivation, die Situation anders zu bewältigen;
d. Merkmale von sozialer Entfremdung oder Isolation sowie Fehlen von Unterstützung;
e. Fluktuation in der emotionalen Intensität;
f. eine primäre Major Depression oder eine andere psychische Störung liegt nicht vor.

Ängste im Sterbeprozess

Zu den Ängsten, die im Zusammenhang mit dem Sterbeprozess beschrieben werden, gehören:

- *Todesangst* (auch Angst bzw. Furcht vor dem Sterben): Diese kann im engeren (z. B. „Ich habe Angst vor dem Tod“) oder im weiteren Sinne (mehrdimensional) definiert werden (vgl. Kap. 1.3.5 und Kap. 3). Im weiteren Sinne geht es beispielsweise um die Angst vor langem Leiden, vor Schmer-

zen und Alleinsein, aber auch um die Angst, von den anderen aufgegeben zu werden. Dazu können Sorgen kommen, eine Belastung für die Angehörigen zu sein und die Besorgnis um die Zurückbleibenden.
Die Todesangst als uni- oder mehrdimensionales Konzept ist in der Thanatologie fast ausschließlich bei verschiedenen Altersgruppen untersucht worden, nicht aber direkt bei Sterbenden (Wittkowski, 2011). Dabei wurden die meisten der Befunde zum Einfluss von Persönlichkeitsfaktoren und der Religiosität gewonnen (vgl. Kap. 1.3.3 und 1.3.4).
- *Situative oder organische Ängste:* Hierbei geht es um Ängste, die auf Ziele gerichtet sind (Chemotherapie, medizinische Eingriffe, körperliche Entstellung, Verlust von Lebensqualität). Dazu gehören die körperlichen Belastungen im Sterbeprozess wie Schmerzen, Atemnot, Übelkeit, Erbrechen, Obstipation und Dekubitus. Organische Ängste sind darüber hinaus Angstzustände, die durch vorhandene somatische Faktoren ausgelöst werden: durch metabolische Störungen (Hyperkaliämie, Hypoglykämie), durch organische Veränderungen (Hirnmetastasen) sowie medikamenteninduzierte Angst (Korikosteroide, Opioide, Antiemetika, Entzugsphänomene).
- *Existenzielle Ängste:* Die Angst vor dem Nicht-mehr-Sein, Ängste vor dem Unwichtig- und Vergessenwerden gelten als existenzielle Ängste. Dazu kann bei religiösen Menschen die Angst vor dem Jenseits kommen. Bei anderen Menschen kommt es zu Ängsten aufgrund der Sinnlosigkeit des eigenen Lebens oder vor existenziellem Alleinsein.

Bedauern

Ein weiteres wichtiges Phänomen in diesem Zusammenhang ist das Bedauern (engl.: regret), das zusammen mit Depressionen auftritt, aber auch unabhängig von depressiven Zuständen (Wrosch, 2011). Bedauern ist eine bewusste und emotionale Reaktion auf eigenes früheres und unterlassenes Verhalten. Es kann um Verhalten gehen, das rückblickend als Fehler eingeschätzt wird (z. B. einen ungeliebten Beruf zu lange ausgeübt zu haben) oder Unterlassungen (z. B. keine eigenen Kinder gewollt zu haben). Bedauern ist Schuldgefühlen ähnlich, deren begleitende emotionale Reaktion aber viel stärker ist (z. B. sich einem Kind gegenüber falsch verhalten zu haben).

Intensives bzw. viele Lebensbereiche umfassendes Bedauern ist ein Belastungsfaktor für Sterbende, geht einher mit Verbitterung und verhindert eine akzeptierende Haltung (Neimeyer et al., 2011; Wrosch, 2011). Daher ist ein übermäßiges Bedauern eine wichtige Zielgröße für Interventionen mit Sterbenden (vgl. Kap. 4).

Akzeptanz

Das Akzeptieren des Todes wurde psychologisch bereits von Glaser und Strauss (1965) als offene Bewusstheit für den eigenen Tod und von Kübler-Ross (1969) als Zustimmung beschrieben. Kliniker bestätigen, dass diese Einstellung sehr häufig und typischerweise bei Sterbenden zu finden ist, wenn auch in verschiedener zeitlicher Ausprägung oder wechselnd mit Phasen negativer Einstellungen zu Sterben und Tod. Verschiedene Autoren

(Mack et al., 2008; Steinhauser et al., 2006) benutzen den Begriff des inneren Friedens, um einen Zustand überwundener innerer Auseinandersetzung und der Bereitschaft zu sterben zu kennzeichnen (vgl. Kap. 3.6).

Merke: Akzeptanz

Bei Menschen, deren letale Krankheit oder deren Sterbeprozess lange gedauert haben, kommt es zu bemerkenswerten Anzeichen für diese Akzeptanz des bevorstehenden Todes: ein zunehmender Rückzug von Interessen, anderen Menschen sowie physiologischen Bedürfnissen wie Essen und Trinken (vgl. Kap. 1.3.5 sowie Kap. 6.2). Indikatoren des Rückzugs schließen weniger Sprechen, Zurückweisung anderer und vermehrtes Schlafen ein. Häufig scheinen Patienten vollkommen durch ihre inneren Gedanken abgelenkt zu sein.

„Kranke im Endstadium, die sich im Prozess des Rückzugs befinden, wünschen nicht gestört zu werden, sondern möchten ihre Absonderung fortsetzen" (Samarel, 2003, S. 145).

1.3.3 Bedeutung von Persönlichkeitsfaktoren im Sterbeprozess

Empirisch gesicherte Aussagen zur Rolle von Persönlichkeitsfaktoren im Sterbeprozess liegen hauptsächlich zur Todesangst und Todesakzeptanz vor. Diese Studien wurden allerdings meist nicht mit Menschen in der Sterbephase durchgeführt, sondern es wurden dabei ältere mit jüngeren Menschen verglichen. Eine Ausnahme sind direkte klinische Studien an Personen mit HIV/AIDS.

Selbstwirksamkeit und Selbstwertgefühl

Es liegen Studien zu Selbstwirksamkeit und Selbstwertgefühl als relevante Persönlichkeitsmerkmale vor. Eine höhere allgemeine Selbstwirksamkeit korrelierte mit geringerer Todesangst, auch nachdem die Einflüsse von Alter, Geschlecht, sozioökonomischem Status, körperlicher Gesundheit, Religiosität und sozialer Unterstützung kontrolliert wurden (Fry, 2003). Die beiden wichtigsten Facetten der Selbstwirksamkeit für diesen Zusammenhang waren die spiritualitätsbezogene Selbstwirksamkeit (Vertrauen auf den eigenen Glauben und die inneren Stärken) und die interpersonelle Selbstwirksamkeit (Überzeugung, Beziehungen gut gestalten zu können). Das Selbstwertgefühl (gemessen mit der gebräuchlichen Rosenberg-Selbstwertskala) war in einer Population von Hospiz-Patienten dagegen kein signifikanter Einflussfaktor für die Todesangst oder -akzeptanz, wenn der Einfluss von Geschlecht, ethnischer Herkunft (kaukasische vs. afroamerikanische US-Bürger) und Religiosität berücksichtigt wurde (Neimeyer et al., 2011).

Lebenssinn und Weisheit

Mehrere Studien untersuchten den Zusammenhang des Lebenssinns (in der Bedeutung von persönlicher Sinnfindung) mit der Todesangst und es wurde übereinstimmend gezeigt, dass zwischen beiden eine gegenläufige Beziehung besteht (Fortner & Neimeyer, 1999). Der Zusammenhang von Weisheit und Lebenssinn mit Todesangst und -akzeptanz wurde von Ardelt (2008) bei verschiedenen Gruppen Älterer untersucht, worunter eine Gruppe davon Hospizpatienten war. Weisheit wurde mit einem mehrdimensionalen Fragebogen der Autorin und einer üblichen Lebenssinn-Skala *(purpose of life)* erfasst. Es zeigte sich, dass neben dem sozioökonomischen Status und der Religiosität die Weisheit einer Person und in etwas geringerem Ausmaß der individuelle Lebenssinn mit höherer Akzeptanz und geringerer Todesangst einhergingen.

Zwischenmenschliche Beziehungen

Zwischenmenschliche Variablen spielen eine unbestreitbar wichtige Rolle für den Sterbeprozess. Längsschnittliche Untersuchungen von HIV/AIDS-Patienten zeigten, dass die Qualität zwischenmenschlicher Beziehungen in direkter Beziehung zur Lebensqualität während der Sterbephase steht – und auch zur Dauer des Überlebens (Neimeyer et al., 2003). Dabei empfinden Menschen mit wenigen und/oder problematischen zwischenmenschlichen Beziehungen mehr Belastungen und Nöte im Sterbeprozess. Die wenigen verfügbaren Metaanalysen zeigen, dass die soziale Unterstützung ein besonders wichtiger Faktor für den psychischen Verlauf des Sterbens ist (Fortner & Neimeyer, 1999; Miller et al., 2012).

Terror-Management-Theorie

Weitere Kenntnisse über die Todesangst bzw. -akzeptanz lassen sich aus der sozialpsychologischen Forschung zur „Terror-Management-Theorie“ ableiten (TMT; Greenberg, Pyszczynski & Solomon, 1986), auch wenn diese bisher nicht an Menschen in der letzten Lebensphase untersucht wurde (vgl. Kap. 2.4).

1.3.4 Bedeutung von Religiosität und Spiritualität im Sterbeprozess

Extrinsische und intrinsische Religiosität

Religiosität wird üblicherweise definiert als die persönliche Bindung an eine der formalen Religionen oder Glaubensgemeinschaften, während Spiritualität für die Vorstellung einer geistigen Verbindung zu Übersinnlichem, z. B. übernatürlichen Kräften oder transzendenten Erfahrungen, steht. Religiosität wird in der Psychologie weiter unterschieden in eine extrinsische (formale Bindung an eine Kirche oder Glaubensgemeinschaft) und eine intrinsische (Glauben als zentraler Lebensinhalt) Religiosität. In der internationalen Fachliteratur zum Lebensende werden Religiosität und Spiritualität meist ausführlich behandelt, wobei zu bedenken ist, dass beide in manchen Staaten wie den deutschsprachigen Ländern in großen Teilen der Bevölkerung nicht (mehr) verbreitet sind.

Sinkende Bedeutung von Religiosität und Spiritualität

33 % der Einwohner Deutschlands haben keine formale Religionszugehörigkeit. Dieser Anteil vergrößert sich, wenn nach genaueren Inhalten gefragt wird. In einer repräsentativen Umfrage beschrieben sich 41,4 % als eher nicht bzw. nicht religiös; 46,2 % beschäftigen sich nie oder selten mit

Glaubensfragen; 41,6 % geben an „nie" und 20,8 % „selten" durch den Glauben „die Nähe Gottes zu erfahren" (GESIS, 2012). Dieselbe Umfrage ergab, dass 48,2 % nie eine Erfahrung gemacht haben, die sie sich durch eine übernatürliche Kraft erklären. 24 % bzw. 32,5 % halten nichts von Praktiken wie Yoga oder Zen-Meditation (GESIS, 2012).

Zusammenhang zwischen Religiosität und Todesangst

Aufgrund dieser Zahlen müssen viele der Forschungsbefunde aus den USA relativiert werden, da dort Religiosität bzw. Spiritualität weitaus stärker verbreitet ist. Zwei alternative Annahmen zum Zusammenhang von Religiosität und Todesangst bzw. -akzeptanz wurden bisher in der internationalen Forschung untersucht: ein linearer Zusammenhang zwischen Religiosität und Todesakzeptanz oder alternativ ein U-förmiger Zusammenhang, bei dem eine leicht höhere Todesakzeptanz bei geringer sowie bei hoher Religiosität besteht und die niedrigste Akzeptanz/höchste Todesangst bei mittlerer Religiosität. Die zweite Annahme wurde in einer Längsschnitterhebung bei älteren Menschen von Wink und Scott (2005) belegt. Allerdings war der U-förmige Zusammenhang vergleichsweise schwach. Inhaltlich heißt dies, dass die meisten christlichen Gläubigen mehrheitlich Todesängste und andere Belastungen im Sterbeprozess durchmachen. Für muslimische Länder wurde dagegen nur der lineare Zusammenhang gefunden (Ellis et al., 2013).

Wenn zwischen extrinsischer und intrinsischer Religiosität differenziert wird, dann finden sich gegenläufige Effekte. Extrinsische Religiosität, d. h. die formale Religionszugehörigkeit, ist eher positiv mit Todesangst korreliert. Dagegen ist intrinsische Religiosität bzw. ein Glaubens-Engagement mit weniger Todesangst verbunden (Neimeyer et al., 2003). Für Spiritualität wurde bisher kein systematischer Zusammenhang mit Todesangst oder -akzeptanz gefunden, was mit unklaren Inhalten der Spiritualität oder mit möglichen Drittvariablen (z. B. höherer emotionaler Instabilität bei spirituell Orientierten) in Verbindung gebracht wurde (Wink, 2006).

Bestimmte Glaubensinhalte wie der Glaube an ein Weiterleben nach dem Tod verstärken die Zusammenhänge zwischen Religiosität und Todesangst. Wink und Scott (2005) fanden heraus, dass eine höhere Todesangst bei denjenigen besteht, die zwar an ein Weiterleben glauben, aber nicht hoch religiös sind im Gegensatz zu Menschen, die nicht an ein Weiterleben glauben, aber nur wenig religiös sind. Dieser Wechselwirkungseffekt war stärker als der von Religiosität allein. Die Autoren folgerten daraus, dass einzelne Glaubensüberzeugungen mehr als die allgemeine Religiosität die Todesfurcht älterer Menschen bestimmen.

Gläubigwerden auf dem Totenbett

In der populären Überlieferung gibt es die Annahme vom „Gläubigwerden auf dem Totenbett" (engl. Deathbed conversion), die besagt, dass Sterbende im Angesicht des Todes oder sich in Lebensgefahr befindende Personen plötzlich religiös werden. Diese Annahme wird meist mit Fallbeispielen begründet; empirische Untersuchungen gibt es dazu bisher jedoch nicht. Einige der Beispiele sind allerdings überkommene Mythen und nicht stichhaltig.

1.3.5 Körperliche und psychische Symptome beim Sterben

In den folgenden Unterkapiteln werden die häufigsten belastenden körperlichen und psychischen Veränderungen bei Sterbenden besprochen. Die meisten empirischen Daten wurden bei Patienten mit weit fortgeschrittenen bösartigen Krebserkrankungen erhoben und können nicht eins zu eins auf terminale Veränderungen bei anderen Krankheiten übertragen werden. Folgende Symptome sind bei Sterbenden besonders prävalent (Seale & Cartwright, 1994): Schmerzen (84 %), Appetitlosigkeit (71 %), Erschöpfung/Fatigue (71 %), Schlaflosigkeit (69 %), Übelkeit und Erbrechen (51 %), Atemnot (47 %), Verstopfung (47 %), Depressivität (43 %), Harninkontinenz (38 %), Verwirrtheit (33 %) und Dekubitus (28 %).

Schmerz

Schmerz wird von der International Association for the Study of Pain definiert als „unangenehmes Sinnes- und Gefühlserlebnis, das mit aktuellen oder potentiellen Gewebeschädigungen verknüpft ist oder mit Begriffen solcher Schädigungen beschrieben wird" (Merskey & Bogduk, 1994, S. 210).

Schmerztypen

Die phänomenologischen Qualitäten von Schmerz können grob eingeteilt werden in nozizeptiv-somatisch, nozizeptiv-viszeral und neuropathisch. Nozizeptiv-somatischer Schmerz wird oft als schneidend oder brennend beschrieben. Er wird lokal umschrieben wahrgenommen und betrifft häufig Haut, Knochen oder Muskeln aufgrund von Verletzungen oder Entzündungen. Nozizeptiv-viszeraler Schmerz fühlt sich eher dumpf und drückend an und wird in inneren Brust- und Bauchorganen wahrgenommen, wobei der genaue Ort und die Ausstrahlung des Schmerzes oft nur diffus angegeben werden können. Neuropathischer Schmerz schließlich wird als brennend, stechend oder einschießend beschrieben und konzentriert sich auf umschriebene Innervationsgebiete bestimmter Nerven.

Schmerz als bio-psycho-soziales Phänomen

> **Merke:**
>
> Schmerz kann in einem bio-psycho-sozialen Modell nicht nur auf die pathophysiologischen Mechanismen reduziert werden. Es gibt kein Schmerzerleben ohne psychische Begleiteffekte. Schmerz hat neben zahlreichen hormonellen und immunologischen Moderatoren eine starke kognitive und affektiv-emotionale Komponente, beinhaltet eine Form des gesteigerten Bewusstseins und zudem einen Willensaspekt, welcher sich insofern ausdrückt, als dass Schmerz mit spezifischem Schmerzverhalten wie Abwehrbewegungen oder Vermeidungsverhalten einhergeht.

Diese Komponenten können die Qualität und Intensität der Schmerzen modifizieren. Es bestehen beispielsweise klar nachgewiesene Zusammenhänge zwischen Angst, Unsicherheit und Schmerzintensität. Schmerz ist primär eine subjektive Erfahrung und kann nur von denjenigen Personen beschrieben werden, die ihn auch tatsächlich erleben. Zusätzlich ist die Kommunikation über Schmerz von der persönlichen Prägung vor einem kulturellen Hintergrund abhängig. Im Wesentlichen ist Schmerz ein „Phänomen des Fühlens, das dadurch zum Ausdruck kommt, dass der subjektiv empfundene ‚Schmerz' sich zwar der objektiven Beschreibung entzieht, aber durchaus durch die Erfahrung der mit dem Schmerz verbundenen Veränderungen nachempfunden und gemessen werden kann" (Müller-Busch, 2012, S. 139). Verschiedene kognitive oder behaviorale Maladaptationsvorgänge können die Schmerzwahrnehmung längerfristig verstärken und zu einer Chronifizierung führen. Chronische Schmerzen wirken sich besonders stark auf das psychische Wohlbefinden aus, da diese im Gehirn zu strukturellen und funktionellen Veränderungen führen, die ihrerseits wiederum die subjektive Schmerzwahrnehmung beeinflussen.

Normale psychische Reaktionen bei anhaltenden Schmerzen beinhalten Konzentrationsstörungen, Verstimmungszustände, Anspannung, Antriebsminderung, Leistungsminderung, Reizbarkeit und Schlafprobleme. Diese Reaktionen können sich bei einer Chronifizierung verstärken und es kann zu einer depressiven Entwicklung kommen. Die Patienten kommen in einen Teufelskreis, da chronische Schmerzen Depressivität fördern und Depressivität ihrerseits wiederum die Schmerzsensibilität verstärkt. Kommen psychosoziale Belastungsfaktoren wie Arbeitslosigkeit oder Beziehungsprobleme hinzu, kann dies die psychischen Symptome ebenfalls verstärken, die wiederum die Schmerzwahrnehmung negativ beeinflussen.

Total Pain

Dass Schmerz als ganzheitliches Phänomen verstanden werden muss, spiegelt sich auch im Begriff des *Total Pain* wider, der von Cicely Saunders eingeführt worden ist (Saunders, 1989):

> Im Total Pain manifestiert sich Schmerz nicht nur als Erleben einer körperlichen Funktionsstörung, sondern als komplexes Leiden in einer Grenzsituation. Dazu gehören nicht nur körperliche Schmerzen, sondern auch der Verlust des ‚normalen' Lebens, des Lebenssinns, aber auch die Angst vor Sterben und Tod. (S. 148)

Diese sowie weitere Aspekte wie Trauer, Abschied, Hoffnungslosigkeit oder Depressivität können zu einer Verstärkung des Schmerzerlebens führen, das dann als „total" wahrgenommen wird.

Schmerz als eines der häufigsten Symptome bei Sterbenden

Bei fortgeschrittenen Erkrankungen und bei Sterbenden ist Schmerz eines der häufigsten Symptome. 40 bis 80 % der Krebspatienten haben unbefriedigend behandelte Schmerzen (Müller-Busch, 2012). Generell nimmt die Häufigkeit von Schmerzen zu, je weiter eine Krebserkrankung fortschreitet. Muss eine Person aufgrund einer fortgeschrittenen Krebserkrankung oder neurologischen Störung stationär aufgenommen werden, geschieht dies in ungefähr 60 bis 80 % der Fälle aufgrund von unkontrollierten Schmerzen (O'Brien,

Welsh & Dunn, 1998). Bei der Aufnahme von Patienten mit fortgeschrittenen Krebserkrankungen in palliativ-medizinische Einrichtungen sind Schmerzen mit über 70 % weitaus der häufigste Aufnahmegrund (McGuire, 2004).

Häufigkeit von Schmerzen am Lebensende

Generell sind chronische Schmerzen bei über 85-jährigen pflegebedürftigen Personen mit ungefähr 60 bis 80 % die häufigsten gesundheitlichen Beschwerden (Böhm, Tesch-Römer & Ziese, 2009). Dieser hohe Prozentsatz ist umso bemerkenswerter, als dass nach Müller-Busch (2012) ca. 90 % der Schmerzen durch eine professionelle Schmerztherapie, die sich an den Prinzipien der Weltgesundheitsorganisation orientiert (World Health Organization, WHO, 1996), auf ein erträgliches Maß reduziert werden können.

Fatigue

Man könnte versucht sein zu denken, dass Schmerz am Lebensende aufgrund dessen hoher Prävalenz als das am stärksten beeinträchtigende Symptom im täglichen Leben wahrgenommen wird. Dies trifft jedoch nicht zu.

> **Merke:**
>
> Bei vielen Patienten am Lebensende sind subjektiv nicht Schmerzen das größte Problem, sondern Schwäche, Erschöpfung und Fatigue.

Definition von Fatigue

Bei Fatigue handelt es sich um einen wahrgenommenen Zustand der Kraftlosigkeit und Schwäche, der sich von normaler Müdigkeit unterscheidet. Fatigue ist eine ungewöhnliche, abnormale, intensive und langdauernde, den ganzen Körper erfassende Müdigkeit, die nicht in einem direkten Verhältnis steht zu Aktivität und Anstrengung (Piper, 1993). Diese Form von Erschöpfung lässt sich durch genügend Ruhe und Schlaf praktisch nicht auflösen. Fatigue ist ein unspezifischer Zustand herabgesetzter Vitalität mit der angenommenen Funktion, den Körper vor weiteren Stressoren zu schützen. „Einfache Verrichtungen des Alltags können aufgrund körperlicher Erschöpfung nicht mehr bewältigt werden. Mentale Ermattung und Konzentrationsverluste schränken die geistige Lebendigkeit ein. Emotional drückt sich Fatigue in Lustlosigkeit und Antriebslosigkeit aus" (Rogusch & Schulz, 2012, S. 55).

Fatigue kommt besonders bei Krebspatienten, bei Patienten mit Lungenerkrankungen, Herz-Kreislauferkrankungen sowie Leber- und Nierenerkrankungen vor. Jedoch auch bei neurodegenerativen Erkrankungen ist Fatigue hochprävalent, z. B. bei Parkinson-Patienten, die Fatigue als eines der belastendsten Symptome angeben. Komplette Erschöpfung markiert das Ende des Fatigue-Kontinuums bei Sterbenden und führt dazu, dass der Körper seine Funktionen zuerst nur drosselt und schließlich vollständig sistiert.

Erschöpfung als das am stärksten belastende Symptom im täglichen Leben

Nur 34 % der Patienten gaben in einer Studie an, dass Schmerzen für sie das am stärksten belastende Symptom darstellen. Fast doppelt so viele Patienten

(61 %) nehmen Schwäche und Erschöpfung als das am stärksten belastende Symptom wahr (Vogelzang et al., 1997). Die behandelnden Onkologen schätzten den Belastungsgrad der Patienten im Alltag durch diese beiden Symptomkomplexe völlig anders ein. 61 % dachten, dass Schmerzen das am stärksten belastende Symptom darstellen. Nur 19 % der Onkologen erachteten Schwäche und Erschöpfung als das am stärksten belastende Symptom. Tatsächlich gehört körperliche Erschöpfung am Lebensende und im Sterbeprozess sogar zu den häufigsten Gründen, weshalb sich Patienten Sterbehilfe wünschen (z. B. Onwuteaka-Philipsen, Rurup, Pasman & van der Heide, 2010).

Der Calman-Gap

Dem Psychoonkologen Calman (1984) zufolge wird Lebensqualität bestimmt durch die Differenz zwischen den Erwartungen eines Menschen und der tatsächlich vorhandenen Realität. Diese Differenz wird als Calman-Gap bezeichnet. Fatigue hat in besonderem Maß das Potenzial, den Calman-Gap zu vergrößern. Manchmal bestehen bei Sterbenden Wünsche, die sie sich noch erfüllen, Aktivitäten, denen sie noch nachgehen, oder Personen, die sie unbedingt noch treffen möchten. Im Gegensatz zu anderen belastenden Symptomen, die oft medikamentös oder durch andere Maßnahmen gelindert werden können, lässt sich Fatigue häufig nicht genügend verbessern. Diese Realität ist für viele Patienten nur schwer zu ertragen und kann die Lebensqualität stark einschränken.

Atemnot

> **Merke: Atemnot**
>
> Atemnot oder Dyspnoe ist kein objektiv messbarer Zustand wie zu schnelles oder zu langsames Atmen (Tachy- resp. Bradypnoe). Bei Atemnot handelt es sich um einen gefühlten subjektiven Zustand, zu wenig Luft zu bekommen.

Praktisch alle Patienten, die an Schmerzen und Atemnot gleichzeitig leiden, bezeichnen Atemnot als das schlimmere Symptom (Borasio, 2011).

Der besondere Status der Atmung

Atemnot am Lebensende wird als existenziell bedrohlich empfunden und kann starke Ängste nicht nur bei den Betroffenen, sondern auch bei Angehörigen und betreuenden Fachpersonen auslösen. Borasio (2011) schreibt die große existenzielle Bedeutung der Atemnot unter anderem dem Umstand zu, dass das Atmen

> [...] der einzige lebenswichtige Vorgang unseres Körpers [ist], der sowohl willkürlich gesteuert als auch unwillkürlich und automatisch ablaufen kann. Es steht somit an der Schnittstelle zwischen unbewusst und bewusst ablaufenden Körperfunktionen. [...] Es ist vor diesem Hintergrund vielleicht nicht verwunderlich, dass die Atemnot das Symptom ist, das die schwersten existenziellen Ängste auslöst. (S. 71)

Bei manchen Patienten löst Atemnot zudem Erinnerungen an frühere Erlebnisse wie das Sterben der eigenen Eltern aus, was die existenziellen Ängste zusätzlich verstärken kann. Der Zusammenhang zwischen Atemnot und Angst ist jedoch bidirektional. Atemnot führt nicht nur zu Angst. Angst ihrerseits führt wiederum zu Atemnot und so kommt es zu einem sich selbst verstärkenden Teufelskreis.

Appetitlosigkeit, Kachexie und Durst

„Du musst mehr essen!" Wer hat diesen Satz nicht selbst bereits zu Angehörigen gesagt, die aus irgendeinem Grund längere Zeit keinen Appetit (mehr) hatten? Auch bei Patienten, die im Sterben liegen, stark an Gewicht abgenommen haben und aufgrund des körperlichen Abbaus schwach geworden sind, verspüren nicht nur Angehörige, sondern auch Fachpersonen zuweilen den Drang, die Patienten zur weiteren Nahrungsaufnahme anzuhalten, sogar wenn die Nahrung offensichtlich keinen positiven Effekt mehr hat und lediglich den Sterbeprozess verlängern würde.

Veränderung des Energiebedarfs im Alter

Im Alter kommt es natürlicherweise zu einer Verlangsamung der Verdauung und zu einer Verminderung der Nährstoffaufnahme im Darm. Der Energiebedarf geht deutlich zurück, ab dem 55. Lebensjahr um durchschnittlich 10 % pro Jahrzehnt (Holtmeier, 1999). Die Nahrungsaufnahme im hohen Alter und am Lebensende darf sich deshalb durchaus hauptsächlich am Genuss orientieren und nicht so sehr am Energiebedarf (Müller-Busch, 2012). Je näher der Tod rückt, desto unwichtiger wird die biologische Funktion der Nahrung.

Appetitlosigkeit oder Anorexie

Appetitlosigkeit (griech. Anorexie) kann definiert werden als fehlendes Bedürfnis der Nahrungsmittelaufnahme. Sie kann auch dann vorliegen, wenn eigentlich genug gegessen wurde, um den körperlichen Bedarf an Nährstoffen zu decken. Das Gefühl der Sättigung stellt sich rascher ein und der Gedanke an Essen kann sogar Ekel auslösen. Neben zahlreichen körperlichen Ursachen und Appetitlosigkeit als Symptom somatischer Erkrankungen, hängt diese häufig auch mit psychischen Symptomen zusammen. Der Begriff der Anorexie ist ein Synonym von Appetitlosigkeit, wird jedoch oft fälschlicherweise austauschbar mit der Essstörung Anorexia nervosa verwendet.

Kachexie

Kachexie oder etwas veraltet „Auszehrungssyndrom" entspricht einem allgemeinen Abbau des Organismus infolge tiefgreifender Störungen verschiedener Organfunktionen. Es kommt zu Abmagerung, Gewichtsverlust, Kraftverlust, Appetitlosigkeit und im äußersten Fall zu Apathie, Verwirrtheit und Delir (vgl. S. 25 zu Verwirrtheit und Delir).

Bei Sterbenden ist es wichtig, primäre und sekundäre Kachexie zu unterscheiden. Eine primäre Kachexie entsteht oft durch einen Tumor, dessen Wachstum und Energieverbrauch. Nicht immer ist damit auch eine Anorexie verbunden. Eine sekundäre Kachexie entsteht eher als Folge einer Anorexie, die durch indirekte Effekte eines Tumors entsteht. Dazu gehören beispielsweise Schluckprobleme, Passageprobleme von Nahrungsmitteln in der Speiseröhre oder Darmverschluss. Eine sekundäre Kachexie kann jedoch auch als unerwünschte Nebenwirkung verschiedener Therapien und Medikamente entstehen.

„Ca. 75 bis 80 % aller Patienten mit bösartigen Erkrankungen leiden unter Appetitlosigkeit. Auch bei nicht-malignen Erkrankungen tritt das Symptom häufig auf, z. B. in ca. 40 % bei chronischer Niereninsuffizienz" (Zehnder-Kiworr, 2012). Anorexie und Kachexie sind also nicht nur bei Tumorerkrankungen im Endstadium ein Problem, sondern sie stellen eine gemeinsame Endstrecke verschiedener Grunderkrankungen dar. Darunter leiden nicht nur die Patienten selbst. Angehörige und Fachpersonen fühlen sich dadurch oft hilflos und machtlos, was dazu führt, dass sie den Sterbenden unbedingt ermöglichen wollen, irgendwie noch zu essen.

Durst

Im Alter und insbesondere bei Demenz kann das Durstgefühl drastisch abnehmen. Es ist deshalb schwierig abzuschätzen, ob ein Sterbender genügend Flüssigkeit zu sich nimmt. Einerseits führt eine Dehydratation zu Symptomen wie Schwäche, Verwirrtheit oder Einschränkungen des Bewusstseins. Andererseits wird eine verminderte Flüssigkeitszufuhr selten als störend wahrgenommen. Im Gegenteil kann sie dazu führen, dass durch die Ausschüttung körpereigener Opioide weniger Schmerzen empfunden werden oder sich sogar eine leichte Euphorie einstellt. Weitere Vorteile einer verminderten Zufuhr von Flüssigkeit sind weniger Erbrechen, Verringerung von Husten, Auswurf und Schmerzen sowie weniger Wasseransammlung (Borasio, 2011). Dehydratation erleichtert in der allerletzten Sterbensphase zudem das Eintreten eines Dämmerzustands, der den Übergang vom Leben zum Tod einleitet (Müller-Busch, 2012).

Nahrung und Flüssigkeit als Belastung

Um Hunger und Durst am Lebensende zu stillen, genügen meistens ganz kleine Mengen an Nahrung und Flüssigkeit. In der letzten Sterbephase verschwindet vor allem das Hungergefühl. Normal große Nahrungsportionen stellen eine große Belastung dar. Auch zu viel Flüssigkeit kann belastend sein, da sich Wasser beispielsweise in der Lunge ansammelt (Lungenödem), was zu erschwertem Atmen oder gar Atemnot führt. Ob eine künstliche Flüssigkeitszufuhr erfolgen soll, muss deshalb im Einzelfall immer wieder neu evaluiert werden. Viel wichtiger als die Flüssigkeitszufuhr ist das Stillen des Durstgefühls, wozu bei Sterbenden das Benetzen der Mundschleimhaut oft ausreicht.

Übelkeit und Erbrechen

Übelkeit oder Nausea ist definiert als eine Störung des Befindens, das sich durch ein unangenehmes, flaues Gefühl in der Magengegend mit oder ohne Brechreiz ausdrückt. Übelkeit kann je nach Stärke sehr einschränkend sein und zu Erbrechen führen. Chronische Übelkeit tritt bei einem großen Teil der Patienten mit fortgeschrittenen Krebserkrankungen auf. Genaue Daten zu Inzidenz und Prävalenz fehlen jedoch.

Übelkeit hat verschiedene Ursachen. Vor allem zwei Organe sind dafür verantwortlich, entweder das Gehirn oder der Darm. Das Gehirn ist Ausgangspunkt für Übelkeit bei bestimmten Medikamenten, bei erhöhtem Hirndruck, bei Stressreaktionen oder wenn das Gleichgewichtsorgan gestört ist. Der Darm kann zum Beispiel aufgrund von toxischen Substanzen oder aufgrund mechanischer Behinderung (z. B. Darmverschluss) Übelkeit auslösen. Zum Erbrechen kann es jedoch auch kommen, ohne dass vorher Übelkeit vorliegt, nämlich dann, wenn das Brechzentrum im Hirnstamm direkt gereizt wird. Typische Ursachen/Syndrome, die zu Übelkeit und Erbrechen am Lebensende und bei Sterbenden führen, sind Medikamente, Magenausgangs-Verengungen, Darmverschluss, radioaktive Strahlentherapie, erhöhter Hirndruck und Leber- sowie Nierenfunktionsstörungen.

Todesangst, existenzielle und situative Ängste

Traditionell wurde zwischen der Furcht vor dem Sterben (engl. dying) und der Angst vor dem Tod (engl. death) unterschieden. Eine neuere Einteilung unterscheidet zwischen Todesangst, situativen und existenziellen Ängsten.

Todesangst oder Sterbensfurcht

Die Todesangst (oder auch Sterbensfurcht) bezieht sich auf den allerletzten Lebensabschnitt vor dem Tod. Manche fürchten sich vor einem qualvollen Sterbeverlauf, manche vor dem Ausgeliefertsein und manche vor medizinischen Maßnahmen, die das Sterben unnötig in die Länge ziehen (Borasio, 2011). Es kann jedoch auch zu einer Furcht vor dem Verlassenwerden und vor der Isolation in den letzten, schweren Stunden kommen oder zur Furcht, aufgegeben zu werden. Frauen fürchten sich durchschnittlich stärker vor dem Sterben als Männer (Neimeyer, Moser & Wittkowski, 2003). Kinder, junge Erwachsene und Betagte fürchten sich mehr vor dem Sterben als Personen im mittleren Lebensalter (Wittkowski, 2002).

Existenzielle Ängste

Bei existenziellen Ängsten handelt es sich um Ängste vor der Endlichkeit des Lebens, dem Ende des eigenen Selbst und Bewusstseins (vgl. auch Kap. 2.3). Der Philosoph Søren Kierkegaard drückte es folgendermaßen aus: „Psychologisch gesehen ist diese Angst nicht Furcht, die sich auf ein bestimmtes Objekt richtet, sondern die ‚Angst vor dem Nichts'" (Richter, 1984, S. 149). Yalom (2010) beschreibt dies als „Angst davor, sich selbst zu verlieren und zu nichts zu werden" (S. 59). Das Ende des Selbst ist unserer Vorstellungskraft nicht zugänglich, da es dann eben gerade kein wahrnehmendes oder denkendes Subjekt mehr gibt. Der Gedanke an das Ende des Selbst löst deshalb bei vielen ein Gefühl des Schwindels aus. Bei einigen löst der Gedanke an den Tod regelrechte Panikattacken aus, die als situativ aufkommende, akute Bedrohung des eigenen Lebens, verbunden mit starken emotionalen Symptomen wie Herzklopfen, Schwitzen, Zittern, Schwindel, Mundtrockenheit oder dem Gefühl, ohnmächtig zu werden, erlebt werden.

Aus diesen Gründen wird der Gedanke an den eigenen Tod von vielen vermieden, unterdrückt oder verdrängt. Dies äußert sich auch in einer gewissen gesellschaftlichen Tabuisierung dieses Themas. Eine häufige Sorge ist die Sorge um die Zurückbleibenden. Personen, die durch belastende Todeserlebnisse bei eigenen Angehörigen geprägt wurden, sorgen sich mehr um die Auswirkungen des eigenen Todes auf ihre Familie und die Gesellschaft. Personen, die erst vor Kurzem einen nahestehenden Menschen verloren haben, haben weniger Angst vor dem eigenen Tod (Florian & Mikulincer, 1997).

Situative oder organische Ängste

Zu den situativen zielgerichteten Ängsten gehören Ängste wie die Angst vor medizinischen Eingriffen, vor körperlicher Entstellung oder vor dem Verlust von Lebensqualität. Im Sterbeprozess können situative Ängste auf körperliche Belastungen wie Schmerzen, Atemnot, Übelkeit, Erbrechen, Obstipation oder Dekubitus bezogen sein. Organische Ängste sind darüber hinaus Angstzustände, die durch vorhandene somatische Faktoren ausgelöst werden, z. B. durch metabolische Störungen, organische Veränderungen oder Wirkungen von Medikamenten.

Müller-Busch (2012) stellt eine Verschiebung von der Angst vor dem Tod zu einer Angst vor der Medizin fest: „Von vielen Menschen wird ein schneller Tod heute als weniger schlimm angesehen als ein u. U. durch Intensivmedizin ‚gerettetes' Leben mit eingeschränkter Kommunikation und Behinderung, die andere belastet" (S. 59). Dies sei nicht verwunderlich, da medizinische Maßnahmen und damit einhergehende Komplikationen erheblich zur Mortalität beitragen. In den USA stellen Komplikationen medizinischer Behandlungen nach Herz-Kreislauf-Erkrankungen und Krebs die dritthäufigste Todesursache dar (Starfield, 2000).

Neben Ängsten kann die Konfrontation mit der eigenen Vergänglichkeit auch zu Abwehr, Verdrängung oder zu Fantasien hinsichtlich Tod und Jenseits führen (Müller-Busch, 2012). Elisabeth Kübler-Ross wird das Zitat zugeschrieben, dass wir ebenso wenig dauerhaft dem Tod ins Auge sehen können, wie wir nicht lange direkt in die Sonne zu blicken vermögen.

Depressive Symptome und Suizidgedanken

Tabelle 3 (vgl. Kap. 1.3.2) verdeutlichte bereits den Stellenwert von Depressivität für den Sterbeprozess. Depressive Syndrome treten bei Sterbenden in bis zu 40 % der Fälle auf und sind dabei im Vergleich zur Allgemeinbevölkerung um das Zwei- bis Vierfache häufiger (Seale & Cartwright, 1994). Von den Palliativpatienten mit einer depressiven Störung sind vor allem jüngere, körperlich stärker beeinträchtigte Patienten mit schwacher sozialer Einbindung betroffen (Wilson et al., 2007).

Zusammenhang zwischen körperlichen Symptomen und Depressivität

Es besteht ein Zusammenhang zwischen depressiven Symptomen und körperlichen Symptomen sowie zwischen depressiven Symptomen und existenziellen Ängsten (Seale & Cartwright, 1994).

Es ist völlig normal und durch allgemeine psychologische Ansätze erklärbar, dass schwere Erkrankungen zu Anpassungsproblemen und gedrückter

Stimmung bis hin zu Depressivität führen. Beispielsweise korrelieren Fatigue und Depressivität, obwohl es sich bei Fatigue um ein klar von Depressivität distinktes Symptom handelt und Fatigue oft nicht auf klassische Antidepressiva anspricht. Ein weiterer Zusammenhang besteht zwischen Schmerz und Depressivität, was im Begriff des oben eingeführten Konzepts des Total Pain zum Ausdruck kommt:

> Im Total Pain manifestiert sich Schmerz nicht nur als Erleben einer körperlichen Funktionsstörung, sondern als komplexes Leiden in einer Grenzsituation. Dazu gehören nicht nur körperliche Schmerzen, sondern auch der Verlust des ‚normalen' Lebens, des Lebenssinns, aber auch die Angst vor Sterben und Tod. (Müller-Busch, 2012, S. 148)

Bei Krebspatienten geht man davon aus, dass ungefähr 20 bis 25 % an einer depressiven Störung mit erfüllten Diagnosekriterien leiden (Bottomley, 1998). Jedoch nicht nur bei Krebs und Depression, sondern auch bei Depressionen im Zusammenhang mit anderen Erkrankungen am Lebensende ist es für das Verständnis der Depressivität und für die therapeutische Strategie wichtig zu wissen, ob die depressiven Symptome neu ausgebildet wurden oder erst im Zuge der körperlichen Erkrankung aufgetreten sind, oder ob der Patient bereits früher depressive Episoden durchgemacht hat.

Suizidgedanken

Mit einer depressiven Episode ist häufig ein Verlust des Selbstwertgefühls verbunden und die Hoffnungslosigkeit, dieses je wieder einmal zu erlangen. Kommt zusätzlich eine unheilbare Erkrankung hinzu, kann dies zum Wunsch führen, den Sterbeprozess zu beschleunigen oder abzukürzen. In diesem Zusammenhang kann es zu Suizidfantasien mit oder ohne konkrete Suizidabsichten kommen. Bei der Hälfte der unheilbar erkrankten Patienten treten im Verlauf der Erkrankung Suizidgedanken auf (Pessin, Amakawa & Breitbart, 2010). Dabei steht der Todeswunsch von Patienten meistens im Zusammenhang mit Depressivität und Angst (Wilson et al., 2014).

Verwirrtheit und Delir

Definition

Ein Delir ist ein akuter Verwirrtheitszustand somatischer Ursache, gekennzeichnet durch einen fluktuierenden, potenziell reversiblen teilweise oder vollständigen Verlust der Orientierung hinsichtlich Zeit, Ort, Situation oder der eigenen Person. Innerhalb von Stunden kommt es zu Einschränkungen des Bewusstseins und der Aufmerksamkeit mit möglichen Halluzinationen, zu einer Beeinträchtigung des Denkens, zu affektiven Störungen, Schlafstörungen und psychomotorischen Auffälligkeiten.

Formen

Es wird unterschieden zwischen hyperaktivem und hypoaktivem Delir. Das *hyperaktive Delir* ist durch psychomotorische Unruhe, erhöhte Irritierbarkeit, Halluzinationen, Angst und ausgeprägte vegetative Zeichen wie Zittern oder Schwitzen charakterisiert. Hingegen kommt es beim *hypoaktiven Delir* zu Bewegungsarmut, Einschränkungen in der Kontaktaufnahme, Halluzinationen und Desorientierung. Das hypoaktive Delir ist schwerer zu diagnostizieren als das hyperaktive Delir. In ungefähr 50 % der Fälle präsentiert sich das Delir jedoch als gemischter Zustand mit Elementen des hyper- wie auch des hypoaktiven Delirs.

Delir am Lebensende

Bis zu 80 % der Patienten am Lebensende durchlaufen eine Phase der Verwirrtheit (Borasio, 2011). Von diesen Verwirrtheitszuständen münden viele in ein Delir im engeren Sinne. Die Prävalenz des Delirs am Lebensende und bei Sterbenden ist je nach Kontext (Palliative Care im Krankenhaus, im Hospiz oder zu Hause) mit 20 bis 45 % relativ hoch (z. B. Lawlor et al., 2000).

Entstehung und Risikofaktoren

Ein Delir entsteht auf einer multifaktoriellen pathophysiologischen Grundlage und ist bei Sterbenden eines der häufigsten Syndrome. Diskutiert werden weit über 100 Mechanismen der Delir-Entstehung. Fortgeschrittenes Alter gilt als Risikofaktor für die Entwicklung eines Delirs aufgrund des natürlichen Rückgangs der Neurotransmitter. Wegen der Abnahme der neuronalen Azetylcholin-Reserven ist das Delir bei Demenzen im Allgemeinen und insbesondere bei der Alzheimer-Demenz stark prävalent. Demenzen am Lebensende gelten als Hauptrisikofaktoren für die Entwicklung eines Delirs. Weitere Risikofaktoren für die Entwicklung eines Delirs am Lebensende sind andere neurologische Erkrankungen, gewisse Medikamente, Leber- und Nierenfunktionsstörungen, Infekte, Mangelernährung, Seh- und Hörbeeinträchtigungen oder andere Kommunikationsbarrieren.

1.4 Das gute Sterben und Probleme der Sterbeerleichterung

Die Begriffe der passiven Sterbehilfe und des assistierten Suizids und die rechtliche Situation wurden bereits eingangs beschrieben (vgl. Kap. 1.2.1 sowie 1.2.2). Eine potenzielle Mitwirkung von Psychologen oder Psychotherapeuten an diesbezüglichen Entscheidungsprozessen wird später in Kapitel 5.2 beschrieben. Hier soll eine Erleichterung des natürlichen Sterbens im Mittelpunkt stehen, bei der es um die noch erreichbare Lebensqualität, um Würde und Autonomie des Patienten geht. Was unter „erreichbare Lebensqualität“ zu verstehen ist und wie diese erreicht werden kann, ist Inhalt der Aushandlung zwischen dem betroffenen Patienten, seinen Angehörigen und den begleitenden Gesundheitsfachpersonen. Ein vorrangiges „Ankämpfen gegen den Tod“ bleibt bis heute die vorherrschende Form der Auseinandersetzung von professioneller Seite und auch von vielen Angehörigen. Über die letzten Jahre ist allerdings das Bewusstsein dafür gewachsen, dass ein „gutes Sterben“ wichtiger sein kann als ein intensiver Kampf gegen den Tod.

Das gute Sterben

Heute ist die Angst vor dem Sterben ins Zentrum gerückt ist, während die Menschen früher vor allem die existenzielle Angst vor dem Tod beschäftigt hat (Müller-Busch, 2012). Im Zusammenhang dieser verschiedenen Befürchtungen rund um die Themen Sterben und Tod ist es bemerkenswert, dass die persönliche Konfrontation mit diesen Themen als Angehörige oder Pflegende, die Sterbende betreuen, zu einem früheren Zeitpunkt im Leben und bevor das eigene Sterben absehbar wird, offenbar zu anderen Vorstellungen von einem guten Sterben führt als bei Menschen, die solche Erfahrungen nicht gemacht haben (Steinhauser et al., 2000).

Merke:

Für gesunde Menschen, die selbst bisher wenige Berührungspunkte mit Sterbenden und dem Tod gehabt haben, stellt gewöhnlich ein plötzliches Sterben im Schlaf ohne lange Abschiedszeit ein gutes Sterben dar, während sich Schwerkranke und Personen, die bereits früher mit Sterben und Tod konfrontiert wurden eher eine bewusste und für alle Beteiligten stimmige Abschiedsphase wünschen (Müller-Busch, 2012).

Borasio (2011) schätzt, dass sich drei Viertel der Menschen einen plötzlichen unerwarteten Tod aus völliger Gesundheit heraus wünschen, während sich fast niemand für einen langsamen Tod durch eine Demenzerkrankung über mehrere Jahre ausspricht. Eine mittlere bis lange Abschiedsphase ist für die Zurückbleibenden jedoch oft einfacher zu ertragen, da Zeit bleibt, den Tod anzunehmen und einzuordnen. Im Gegensatz dazu ist es für Angehörige fast immer extrem erschütternd, wenn jemand plötzlich und völlig unerwartet aus dem Leben gerissen wird.

Smith (2000) nennt zwölf Elemente eines guten Sterbens (vgl. Kasten).

Zwölf Elemente eines guten Sterbens
(modifiziert nach Smith, 2000)

Elemente eines guten Sterbens

1. Wissen, wann der Tod ungefähr kommt und verstehen, was zu erwarten ist.
2. Kontrolle über die Abläufe zu behalten.
3. Würde und Privatsphäre behalten.
4. Wirksame Behandlung von Schmerzen und anderer Symptome.
5. Den Sterbeort auswählen können.
6. Aktiv über alles informiert werden.
7. Spirituelle und emotionale Unterstützung erhalten.
8. Palliativbetreuung unabhängig vom Ort und nicht nur im Krankenhaus.
9. Selbst bestimmen können, wer während der letzten Sterbephase anwesend ist.
10. Vorausbestimmen von zu respektierenden Wünschen.
11. Genügend Zeit für den Abschied haben.
12. Keine sinnlose Lebensverlängerung.

Eine einfachere Einteilung stellt drei allgemeine Bedürfnisse heraus (vgl. Lattanzi-Licht & Doka, 2003):
1. Frei von Schmerzen zu sein.
2. Würde und Autonomie zu behalten.
3. Zuwendung und Liebe zu erhalten.

Schmerzmanagement

Hiernach steht das Schmerzmanagement oder die Schmerzfreiheit an erster Stelle (vgl. Kap. 1.3.5, 4.3.1, 4.3.2): Im „Umfeld des Lebensendes besteht ein Vorrang für physische Bedürfnisse" (Lattanzi-Licht, 2003, S. 197). Hier können sich neben Pflegenden und Ärzten auch die Psychologen mit ihren Kenntnissen einbringen. Zentral sind allerdings verschiedene Pflegemaßnahmen, wie bequeme Lagerung, Vermeidung von Dekubitus, Vorsorge für Ruhe in der Umgebung sowie Eingehen auf Durst- und Appetit (vgl. Kap. 1.3.5).

Würde

Als Gefühl der Würde (engl. dignity) wird ein Zustand bezeichnet, in dem man sich geachtet fühlt und Selbstachtung hat, ganz unabhängig davon, ob man selbst aktuell etwas dafür tun kann. Menschenwürde wird in einer modernen Auffassung insbesondere dann relevant, wenn diese infrage gestellt wird, z. B. im zwischenmenschlichen oder gesellschaftlichen Rahmen wenn es um Unterwerfung und Misshandlung geht. Das Würdegefühl Älterer oder terminal Kranker wird durch die Umstände einer fortschreitenden Erkrankung oder den voranschreitenden Verlust des körperlichen und psychischen Funktionierens infrage gestellt, sodass es häufig zu „entwürdigenden Umständen" kommt, die bei den Betroffenen zu Gefühlen von Scham führen oder zum Gefühl, als reines Objekt wahrgenommen zu werden. Unter anderem als Gegenbegriff von „Scham" hat sich „Würde" in den letzten Jahren in der Lebensende- und Palliativforschung etabliert (Jacobson, 2007). Im Rahmen von Interventionen am Lebensende wurde das Würdegefühl zum operationalisierbaren Erfolgsmaß für neue Therapieformen, zu denen unter anderem auch die Dignitätstherapie (vgl. Kap.4.5) gehört.

Autonomie

Merke: Autonomie

Als Autonomie oder Selbstbestimmung wird die Fähigkeit einer Person verstanden, ihren Willen zu äußern und in Übereinstimmung mit ihren Werten und Überzeugungen zu leben. Wenn ein Mensch als Objekt wahrgenommen wird, an dem Handlungen vollzogen werden, ohne seine Meinung zu erfragen oder ihn mitwirken zu lassen, wird dessen Autonomie verletzt. Für modern sozialisierte Menschen aus entwickelten Ländern gehört Autonomie zu den psychischen Grundbedürfnissen.

Für das Thema Lebensende wird das Autonomiekonzept in zwei Gebieten relevant:
1. Das Autonomiegefühl im Zusammenhang mit Entscheidungen zur Pflege, zur Behandlung und zur Sterbeerleichterung. Hierbei geht es beispielsweise um konkrete Fragen zu einzuleitenden oder weiterzuführenden

Therapien und um das oben geschilderte Schmerzmanagement im Rahmen von Palliative Care.
2. Ein Autonomiewunsch im Hinblick auf die Kontrollierbarkeit des eigenen Todes. Daraus ergibt sich für viele der Wunsch, autonom über das eigene Sterben verfügen zu können: „Warum sollte ich kein Recht haben, mein Leben zu beenden, wenn ich es für richtig halte?“ Zu diesem Themenkreis werden in Kapitel 5 Ausführungen gemacht.

Zuwendung und Liebe beim Sterben

Das menschliche Bedürfnis nach Zugehörigkeit (engl. need for affiliation) umfasst den Wunsch nach Beziehungsaufnahme, Nähe und Vertrautheit. Bei den meisten Personen intensiviert sich dieses Bedürfnis u. a. aufgrund von Familienkonstellation oder Biografie zum Bedürfnis nach Liebe, der stärksten Form von Zuneigung und Wertschätzung, die ein Mensch einem anderen entgegenzubringen in der Lage ist. Zuwendung und der Ausdruck von Liebe gegenüber Sterbenden wird durch verbale und nonverbale Interaktionen vermittelt.

1.5 Nahtoderfahrungen

Wissenschaftlicher Status

Ein kleiner Prozentsatz von Menschen berichtet von sogenannten Nahtoderfahrungen: in der deutschen und der US-Allgemeinbevölkerung 3 %, Personen nach Kreislaufstillstand 12 % und Personen nach einem Koma 30 % (van Lommel, 2011). Dieses Phänomen wurde früher meist als parapsychologisch und unwissenschaftlich abgetan. Dies hat sich in den letzten Jahren geändert und die retrospektiven Berichte von Menschen, die eine Zeit lang klinisch tot waren, werden als sachlich korrekt gewertet und kognitionspsychologisch und neurophysiologisch untersucht.

Erlebnisinhalte

Die wichtigsten Erlebnisinhalte bei Nahtoderfahrungen sind (van Lommel, 2011)

- *Außerkörperliche Erfahrungen (out-of-body experiences):* Hierbei haben die Betroffenen das Gefühl, sich über oder neben ihrem Körper zu befinden und zu beobachten, was mit dem Körper geschieht (z.B. Wiederbelebungsversuche). Ein großer Teil dieser Beobachtungen entspricht dem realen Geschehen, wie systematische Studien zeigten.
- *Lebensrückblick:* Das eigene Leben zieht in Bildern, holografischen Szenen und Interaktionen mit wichtigen Bezugspersonen vorbei. Dies geschieht „in einem Rutsch“, Zeit und Raum scheinen dabei nicht begrenzend zu sein. Eine kulturell-religiöse Variante scheint zu sein, dass eine Bewährungssituation oder eine Gerichtsszene mit diesem Lebensrückblick und einer Selbstrechtfertigung verbunden ist.
- *Begegnungen mit verstorbenen Bezugspersonen:* Mit unmittelbarer Gewissheit werden diese Personen erkannt und es findet eine Kommunikation in Form von „Gedankenübertragung“ mit ihnen statt, ohne dass gesprochen wird.

- *Glücksgefühle:* Für viele Menschen sind starke Gefühle von Schmerzfreiheit, Frieden, Freude oder Glückseligkeit der bemerkenswerteste Teil ihrer Erfahrung.
- *Licht- oder Tunnel-Erfahrungen:* Bei ca. der Hälfte der Betroffenen kommt es zur visuellen Erfahrung eines dunklen Tunnels, oft mit einem hellen Licht am Ende bzw. zu einer Wahrnehmung von grellem weißem Licht, das teilweise als Gottesbegegnung interpretiert wird.
- *Bewusste Rückkehr:* Betroffene berichten einerseits von Wiederbelebungsversuchen, andererseits von eigenen Entscheidungen zur Rückkehr.

Untersuchungen belegen, dass die Inhalte, ihre Häufigkeit und ihre charakteristischen Elemente aufgrund kultureller und religiöser Faktoren variieren (Athappilly et al., 2006). Eigene Nahtoderfahrungen können in der Folge häufig zu gedanklichen Fixierungen führen, die einer subsyndromalen posttraumatischen Belastungsstörung entsprechen.

Erklärungsansätze

Erklärungen der Nahtoderfahrungen müssen berücksichtigen, dass diese sowohl bei Personen auftreten können, die klinisch tot sind (vgl. Kap.1.1) als auch bei Personen, die im EEG keine nachweisbare Hirnaktivität mehr zeigen. Daher wird die physiologische Aktivierung in tieferen Hirnstrukturen (z. B. Mittelhirn) mit den beschriebenen Phänomenen in Zusammenhang gebracht (Mobbs & Watt, 2011). Der Locus coeruleus ist mit der Noradrenalin-Freisetzung verbunden und damit mit sensorischer Erregung, Gedächtnisleistungen und REM-Schlaf-Merkmalen. Der Kernkomplex des periaquäduktalen Graus im Mittelhirn ist wichtig für die Freisetzung von Opioiden und damit für die Schmerzunterdrückung in Form der Top-down-Regulation. Mit ihm sind die Nahtod-Glücksgefühle in Zusammenhang gebracht worden, während die Noradrenalin-Freisetzung die Lebensrückblicks- und Begegnungserlebnisse erklären könnte. Da die meisten Nahtod-Erlebnisinhalte auch als Einzelelemente anderer veränderter physiologischer oder Bewusstseinszustände berichtet werden (z. B. hypoglykämischer Schock, Glaukom, REM-Schlaf, Delir, Demenz, Drogenkonsum), wird angenommen, dass diese allgemein als Dissoziationsphänomene im Zusammenhang mit individuellen Interpretationen und kulturellen Deutungsmustern erklärbar sind.

1.6 Reaktionen der Angehörigen

Für Angehörige ist es, wie für die Sterbenden selbst und das medizinische Personal, ebenfalls schwierig, den Beginn des Sterbens zu erkennen (vgl. Kap. 1.1.2) und damit den Punkt, an dem es nicht mehr um Heilung oder Erholung geht. Dieses Erkennen kann durch Wunschdenken oder illusionäres Denken verhindert werden. Interviewstudien mit Angehörigen von Sterbenden haben die eigene Auseinandersetzung mit und das eigene Bewusstwerden des herannahenden Tod als zentrale Herausforderung beschrieben (Kruse, 2007).

Wichtige Themen für Angehörige

Folgende weitere Themen sind für Angehörige wichtig:
- Die Auseinandersetzung mit dem Rückzug und der Depressivität des Patienten (z. B. dass diese die Augen geschlossen halten; als Angehöriger dem „Entschwinden zuschauen“);
- das Beobachten des weiteren physischen Verfalls einschließlich der Minimierung der Nahrungsaufnahme;
- Versuche, die Ängste des Patienten vor dem Tod zu lindern;
- Motivation von Angehörigen, den Patienten zu besuchen;
- Antizipation von Einsamkeit nach dem Tod des Patienten.

Meist müssen durch die Angehörigen in dieser Phase wichtige Entscheidungen getroffen werden (vgl. Kap. 5), teilweise aufgrund direkter Wünsche der Patienten, teilweise eigenverantwortlich im Sinne des Patienten oder aufgrund äußerer Anforderungen. Hier können familiäre und Rollenkonflikte aus früheren Phasen, eigene berufliche oder finanzielle Rahmenbedingungen eine wichtige Rolle spielen. Professionelle Begleitung der Angehörigen betrifft in dieser Phase daher vor allem die emotionale und Problemlösungs-Unterstützung.

Antizipierte Trauer

Die Antizipation des Verlusts und der eigenen Einsamkeit nach dem Tod kann mit dem Konzept der antizipierten Trauer beschrieben werden (vgl. Kap. 2.2). Diese ist ähnlich wie die Trauer nach einem Verlust durch Trennungsschmerz, Hilf- und Hoffnungslosigkeit, Betäubtsein, Grauen sowie Gefühle des Überwältigtseins gekennzeichnet (Znoj, 2004). Das allgemeine duale Prozess-Modell der Trauer (Stroebe & Schut, 1999) kann auch auf antizipierte Trauer zugewandt werden. Danach spielen zwei Verarbeitungsprozesse eine wichtige Rolle und wechseln sich gegenseitig ab: (1) Die verlustorientierte Verarbeitung (z. B. Akzeptieren, Abschiednehmen vom Patienten) und (2) die wiederherstellungsorientierte Bewältigung (z. B. neue Rollen und Beziehungen aufnehmen, Aktivitäten neu initiieren). Die antizipierte Trauer kann sich gegebenenfalls dysfunktional im Sinne einer anhaltenden Trauer entwickeln. Znoj (2004) berichtet spezifische Beratungs- und Therapietechniken für normale und komplizierte bzw. anhaltende Trauerprozesse.

2 Relevante Theorien und Modelle

Gewinn-Verlust-Perspektive der Lebensspannenpsychologie

Die nachfolgend besprochenen Theorien und Modelle sind weitgehend unabhängig voneinander entwickelt worden, teilweise weit früher als heutige bio-psycho-soziale Meta- oder Rahmenmodelle. Dennoch können die präsentierten Theorien in die Gewinn-Verlust-Perspektive der Lebensspannenpsychologie eingeordnet werden (vgl. Baltes & Carstensen, 1996; Maercker, 2015). Darin wird davon ausgegangen, dass über die gesamte Lebensspanne drei zentrale psychische Regulationsziele verfolgt werden (Baltes & Carstensen, 1996):

1. *Gewinn/Zuwachs (growth):* Anstreben eines höheren Funktionsniveaus, Anpassungs- und Kompensationsleistungen sowie die Ausbildung von neuen Verhaltensmerkmalen,
2. *Aufrechterhaltung (maintenance):* Vermeidung negativer Einwirkungen,
3. *Verlustregulation* hinsichtlich organismischer Funktionsverluste und sozialer Verluste.

Während die Gewinnorientierung im höheren Lebensalter zunehmend in den Hintergrund tritt, wird die Bedeutung von Aufrechterhaltung und Verlustregulation stärker (Maercker, 2015).

Demnach können die Hypothese des Terminal Decline (vgl. Kap. 2.1), die antizipierte Trauer (vgl. Kap. 2.2) und gewissermaßen auch existenzielle Themen am Lebensende (vgl. Kap. 2.3) unter der Gewinn-Verlust-Perspektive eingeordnet werden. Zusätzlich wird die Terror-Management-Theorie als Grundlage einer Reihe psychologischer Schutzmechanismen zur Reduktion der Angst und zur Aufrechterhaltung des Selbstwerts vorgestellt (vgl. Kap. 2.4).

2.1 Die Hypothese des Terminal Decline

Cognitive Decline: Abnahme der kognitiven Leistungsfähigkeit am Lebensende

Im höheren Lebensalter kommt es zu einer Abnahme der kognitiven Leistungsfähigkeit aufgrund neurodegenerativer Prozesse. Zusätzlich zu dieser normalen kognitiven Leistungseinbuße wird seit fast 50 Jahren die Hypothese des *Terminal Decline* diskutiert.

Merke: Terminal Decline

Die Hypothese besagt, dass es am Lebensende zu einer rascher fortschreitenden Abnahme der kognitiven Leistungsfähigkeit kommt (z. B. Wilson, Beckett, Bienias, Evans & Bennett, 2003). Bei abrupten Abfällen der kognitiven Funktionen wird auch von einem *Cognitive Drop* gesprochen.

Terminal Decline wird nicht nur in Verbindung mit neurodegenerativen Prozessen gebracht, sondern auch mit allgemeinen biologischen und metabolischen Funktionsveränderungen am Lebensende (MacDonald, Hultsch & Dixon, 2011).

Die Hypothese des Terminal Decline konnte durch verschiedene empirische Studien gestützt werden (z. B. Dodge, Wang, Chang & Ganguli, 2011). Insgesamt ist die empirische Evidenz jedoch nicht sehr stark und die nachgewiesenen Effekte sind durchschnittlich eher klein (z. B. Wilson et al., 2003). Zudem scheint Terminal Decline ein heterogenes Phänomen mit individuell stark unterschiedlicher Ausprägung und unterschiedlich frühem Beginn zu sein (Muniz-Terrera, van den Hout, Piccinin, Matthews & Hofer, 2013). Bei einigen beginnt der Prozess des Terminal Decline einige Jahre vor dem Tod, bei anderen erst wenige Wochen vorher.

Empirische Evidenz

Die Grenzen der psychischen Anpassungsfähigkeit an neurodegenerative Prozesse sowie an die biologischen und metabolischen Funktionsveränderungen am Lebensende zeigen sich nicht nur hinsichtlich kognitiver Leistungen, sondern auch in Bezug auf die Lebenszufriedenheit (siehe z. B. Wahl & Schilling, 2012).

Emotional Decline: Abnahme des subjektiven Wohlbefindens am Lebensende

Verschiedene Längsschnittstudien bei Hochbetagten zum Zusammenhang zwischen der Lebenszufriedenheit und der Zeit bis zum Tod zeigten, dass es unabhängig vom Sterbealter zu einem terminalen Abfall der Zufriedenheit über die letzten drei bis fünf Jahre vor dem Tod kommt (z. B. Gerstorf et al., 2010). Die Zeitspanne bis zum Tod (time-to-death) scheint mit dem subjektiven Wohlbefinden stärker zusammenzuhängen als das chronologische Lebensalter (Vogel, Schilling, Wahl, Beekman, & Penninx, 2013).

2.2 Antizipierte Trauer

Unter der Trauerphase wird die Zeitspanne vor, während und nach dem Tod eines nahestehenden Menschen verstanden (Znoj, 2004). Dabei bezieht sich der Begriff der Trauer auf die emotionale Antwort auf einen Verlust.

Für alle Zeiträume der Trauer wird beschrieben, dass Trauernde ein Bedürfnis nach Trost, menschlicher Präsenz oder körperlicher Nähe haben. Trauer kann sich körperlich und psychisch außerdem mit Unruhe, einem Gefühl von Taubheit, Anspannung, Schmerzen, Zittern, Appetitlosigkeit, Schlafschwierigkeiten, Wut, Weinen, Angst, Verzweiflung, Schuldgefühlen und Konzentrationsstörungen äußern. Auf der Verhaltensebene kann es zu einem sozialen Rückzug und zum Verlust der Tagesstruktur kommen.

Trauer, unabhängig in welchem Zeitraum, ist nach Borasio (2011) kein linearer Prozess, der irgendwann zu Ende ist, sondern es handelt sich um einen lebenslangen „Spiralprozess auf körperlicher, psychischer, sozialer und spiritueller Ebene“ (S. 86). Worden (2008) nennt vier Hauptaufgaben, die sich Trauernden stellt:

1. Den Verlust als Realität zu akzeptieren,
2. das Gefühl der Trauer zu erfahren und zu durchleben,
3. sich an die veränderte Umwelt anzupassen, in der das Verlorene fehlt und
4. dem Verlorenen emotional einen neuen Platz zu geben, die Erinnerungen an sie/ihn mitzunehmen und weiterzuleben.

Antizipierte Trauer

Merke: Antizipierte Trauer

Die Trauer, die sich einstellt, wenn jemand bereits auf einen bevorstehenden Verlust emotional reagiert, wird als *antizipierte* oder *vorweggenommene Trauer* bezeichnet.

Die Wahrnehmung eines (drohenden) Verlustes muss sich dabei jedoch nicht immer auf das Leben einer anderen Person beziehen. Antizipierte Trauer kann sich auch auf den bevorstehenden Verlust des eigenen Lebens beziehen. Der Prozess der Trauerarbeit hinsichtlich des Verlustes des eigenen Lebens kann am Lebensende einerseits viel Zeit und Kraft in Anspruch nehmen. Andererseits können dadurch auch wichtige, noch nicht abgeschlossene Themen *(unfinished business)* ins Zentrum rücken, deren Durcharbeitung zu Erleichterung führen kann.

Anhaltende Trauer

Die antizipierte Trauer ist bis zu einem gewissen Grad hilfreich für den Umgang eines Menschen mit dem bevorstehenden Tod. Wie bei Trauerprozessen im Zusammenhang mit dem Verlust nahestehender Personen kann die antizipierte Trauer jedoch auch zu einer *anhaltenden Trauer* (engl. prolonged grief) werden, die im Unterschied zu natürlichen Trauerreaktionen dadurch gekennzeichnet ist, dass es nicht zu einer allmählichen Abnahme der Trauerreaktion kommt, dass Schuldgefühle, Depressivität, Schlaf- und Essstörungen sowie selbstschädigendes Verhalten mittels Medikamenten, Drogen oder Alkohol auftreten und dass die eigenen zwischenmenschlichen Beziehungen vernachlässigt werden, was schließlich zu einem Zustand der Vereinsamung führen kann (Znoj, 2004).

Aberkannte Trauer

Die Trauer hinsichtlich des eigenen bevorstehenden Todes kann besonders belastend oder sogar anhaltend werden, wenn die trauernde Person nicht als solche wahrgenommen wird und wenn deren spezifische Bedürfnisse nicht gewürdigt oder sogar marginalisiert werden. Dies wird als aberkannte Trauer bezeichnet.

2.3 Existenzielle Themen am Lebensende

Existenzielle Themen am Lebensende betreffen neben der Beschäftigung mit dem Ende des Selbst oder dem Vergessenwerden häufig die Beschäftigung mit dem Sterbeprozess, der Gestaltung der Gegenwart und der verbleibenden Zeit, die Themen Einsamkeit und Isolation sowie Sinnfragen. Bei religiösen Menschen kann die Beschäftigung mit dem Jenseits hinzukommen. Unterschiedliche existenzielle Themen können zu existenzieller Angst führen (vgl. Kap. 1.3.5).[1]

Die in den folgenden Unterkapiteln besprochenen existenziellen Themen beschäftigen die meisten Menschen im Laufe ihres Lebens und besonders oft am Lebensende. Sie gelten als grundlegende Existenzialien und können existenzielle Ängste auslösen.

Merke: Existenzialien

Zu den klassischen Existenzialien gehören *Tod, Isolation, Sinnlosigkeit* und *Freiheit* (Jaspers, 1946/1973; Yalom, 2010). Diese Existenzialien können weder gelöst noch bewältigt werden, sondern es muss gelernt werden, auf irgendeine Art und Weise mit diesen zu leben und ihnen gegenüber eine bestimmte innere Haltung zu entwickeln (für eine ausführliche Übersicht siehe Noyon & Heidenreich, 2012).

Grundlegende Existenzialien

Die Auseinandersetzung mit den grundlegenden Existenzialien stellt eine Gemeinsamkeit aller existenziellen Ansätze dar.

2.3.1 Beschäftigung mit dem Tod, der Endlichkeit und der verbleibenden Zeit

Der Tod ist gekennzeichnet durch das Ende des eigenen Selbst, was große Ängste auslösen kann. Gleichzeitig gilt es, das eigene Leben trotz der Unausweichlichkeit des Todes zu gestalten. Diese grundlegende Konstellation bezeichnen Albert Camus und weitere Existenzialisten als absurd (Camus, 1942/2007).

Das Absurde nach Camus

> Mit zunehmendem Alter vergehen die Jahre in der Rückschau immer schneller und für die Zukunft bleibt immer weniger Zeit. Obwohl in der Rückschau Zeit in der subjektiven Wahrnehmung immer schneller vergeht, wird zukünftige Zeit oft länger erlebt als die gleiche Zeitspanne in der Rücksicht. (Müller-Busch, 2012)

Zeiterleben

Dieses interessante Phänomen und der Umstand, dass Personen am Lebensende die Gegenwart häufig besonders intensiv erleben, weist auf die existenzielle Bedeutung der verbleibenden Zeit sowie der Erfahrung der Gegenwart für Sterbende hin und hat bereits etliche Philosophen inspiriert. Nach Søren Kierkegaard wird die verbleibende Zeit im Angesicht des Todes ein begehrtes Gut und das Leben erhält dadurch mehr Bedeutung und Wert. Jedoch bereits die ernsthafte Beschäftigung mit Sterben und Tod in früheren Lebensphasen kann diesen Effekt zur Folge haben:

Søren Kierkegaard

---

1 In englischsprachigen Publikationen wird oft der breit gefasste Begriff des „existential distress" verwendet, verstanden als Stressreaktion auf den bevorstehenden Tod und begleitet von Gefühlen der Angst, Depressivität, Reue oder Sinnlosigkeit.

> Dem Ernsten jedoch gibt der Gedanke des Todes die rechte Fahrt ins Leben und das rechte Ziel, die Fahrt dahin zu richten. Und keine Bogensehne lässt so straff sich spannen, keine vermag dem Pfeile solche Fahrt zu geben wie den Lebenden der Gedanke des Todes anzutreiben vermag, wenn der Ernst ihn spannt. (Kierkegaard, 1845/1964, S. 186)

Michel de Montaigne

Irvin D. Yalom

Viktor Frankl

Buddhismus

Neben Kierkegaard betonte beispielsweise auch Michel de Montaigne wie gewinnbringend die gedankliche Beschäftigung mit dem Sterben für ein gelingendes Leben ist: „Wer zu sterben gelernt hat, den drückt kein Dienst mehr: Nichts mehr ist schlimm im Leben für denjenigen, dem die Erkenntnis aufgegangen ist, dass es kein Unglück ist, nicht mehr zu leben" (de Montaigne, 1580/2005, S. 63). Irvin D. Yalom ist aufgrund seiner jahrzehntelangen psychotherapeutischen Erfahrung überzeugt davon, dass es heilsame Effekte hat, sich mit dem Tod zu beschäftigen: „Mir ist klar, dass uns die *Idee* des Todes retten kann, obwohl die *Tatsache* (seine Naturgesetzlichkeit) des Todes uns vernichtet" (Yalom, 2000, S. 153). Viktor Frankl bezeichnete den Tod als „Schrittmacher des Seins", da der Tod eine Mahnung darstellt, die verbleibende Lebenszeit verantwortungsvoll zu nutzen (Noyon & Heidenreich, 2012). Dieser Gedanke findet sich ähnlich auch in zentralen Schriften der Weltreligionen: Im Buddhismus gehört die Meditation über den Tod zu den wichtigsten (für eine Übersicht zur „death meditation" siehe Rosenberg, 2002). Im Buch „Dienstags bei Morrie" von Mitch Albom (2002) sagt Morrie zu Mitch:

> Tu das, was die Buddhisten tun. Stell Dir vor, dass jeden Tag ein kleiner Vogel auf deiner Schulter sitzt, der dich fragt: „Ist heute der Tag? Bin ich bereit? Tue ich alles, was ich tun sollte? Bin ich der Mensch, der ich sein möchte?" (S. 98–99)

Christentum

Islam

In Psalm 90 (Lutherübersetzung) findet sich der folgende Satz: „Lehre uns bedenken, dass wir sterben müssen, auf dass wir klug werden". Im Koran wiederum steht, dass die Menschen schlafen und erst erwachen wenn sie merken, dass das Leben zu Ende geht.

2.3.2 Isolation

Neben Schmerzfreiheit wünschen sich sterbende Personen vor allem Geborgenheit (Borasio, 2011) und das „Eingebettet-Sein in ein soziales System, das sie als Individuum mit ihrer unverwechselbaren Identität und Würde bis zum Tod akzeptiert und respektiert" (S. 39). Traditionellerweise wird dies primär durch eine intakte Familie garantiert, was heute vor allem im Alter seltener geworden ist und zu zunehmender Einsamkeit und Isolation führt.

Interpersonale und intrapersonale Isolation

Yalom (2010) definiert drei verschiedene Formen von Isolation:

1. Interpersonale Isolation besteht in der Isolation gegenüber anderen Menschen und wird gewöhnlich als Einsamkeit erlebt.
2. Eine typische Situation am Lebensende ist die räumliche Isolation allein lebender Personen, die durch die Aufhebung traditioneller Institutionen

wie Großfamilie oder Kirche gefördert wird. Diesem Trend wirken Einrichtungen wie ambulante, aufsuchende Pflege entgegen.
3. Intrapersonale Isolation bezieht sich auf die Ablösung oder Abspaltung von eigenen Erlebnisinhalten im Sinne dissoziativer Prozesse (Noyon & Heidenreich, 2012).

Existenzielle Isolation

Existenzielle Isolation ist eine Grundkondition des menschlichen Lebens und bezeichnet eine „Isolation, die trotz höchst befriedigender Verbindungen zu anderen Menschen und trotz vollständiger Selbsterkenntnis und Integration weiterbesteht" (Yalom, 2010, S. 421). Anders ausgedrückt, besteht eine unüberbrückbare Kluft zwischen mir selbst und anderen Personen. Im Sterben kommt die existenzielle Isolation besonders stark zum Tragen. Obwohl man vielleicht von seinen nächsten Angehörigen oder Freunden umgeben ist, kann die eigentliche Erfahrung des Sterbens mit niemandem geteilt werden. Yalom (2010) bezeichnet das Sterben deshalb als die „einsamste menschliche Erfahrung" (S. 423).

In einer Studie zu Wertvorstellungen am Lebensende fanden Fegg, Wasner, Neudert und Borasio (2005) heraus, dass bei allen untersuchten Patienten unabhängig von Krankheit, Geschlecht und Religion im Unterschied zur gesunden Allgemeinbevölkerung altruistische Werte im Gegensatz zu egoistischen Werten überwogen, primär gegenüber Angehörigen und Freunden. Diese Wertverschiebung am Lebensende führt den Autoren nach zu einer Verbesserung der Lebensqualität.

2.3.3 Sinnlosigkeit

Die Beschäftigung mit dem Sinn des Lebens gehört ebenfalls zur *conditio humana*. Verstärkt wird diese Beschäftigung gegebenenfalls jedoch gerade im Alter und am Lebensende. Ältere und chronisch kranke Menschen stellen sich vermehrt die Frage, was das Leben noch lebenswert macht und wünschen sich aus Verzweiflung nicht selten einen ärztlich assistierten Suizid (vgl. Kap. 1.2.2). Gerade in solchen Situationen, in denen Patienten ihr Leiden als unerträglich empfinden und ihr Leben am liebsten beenden möchten, ist es in der Begleitung wichtig, die dem Leiden zugrunde liegenden existenziellen Fragen nach dem Sinn im Gespräch zu thematisieren.

Sinnobjektivismus vs. Sinnkonstruktivismus

Yalom (2010) unterscheidet kosmischen Sinn (Sinnobjektivismus) von irdischem Sinn (Sinnkonstruktivismus). „Was ist der Sinn des Lebens? ist eine Frage nach dem kosmischen Sinn, danach, ob das Leben [...] in ein übergreifendes zusammenhängendes Muster eingepasst ist" (S. 499). Irdischer Sinn bezieht sich hingegen auf die Frage, welchen Sinn *mein persönliches Leben* hat. Jemand, der irdischen Sinn erlebt, „erfährt das Leben so, dass es einen Zweck oder eine Funktion erfüllt, [...] übergreifenden Zielen dient, denen man sich verschrieben hat" (Yalom, 2010, S. 500).

Jean-Paul Sartre

Jean-Paul Sartre formulierte seine Ansicht zu einem kosmischen, objektiven Sinn hart und kompromisslos: „Alles Existierende entsteht ohne Grund, setzt sich aus Schwäche fort und stirbt durch Zufall" (Sartre, 1938/2013, S. 211). In Sartres Augen ist es sinnlos, dass wir geboren werden und sinnlos, dass wir sterben. Sartre wie auch Camus (1942/2007) bezeichnen diesen Umstand als absurd. Trotzdem scheinen die Menschen Sinn zu brauchen. Nach Yalom (2010) ruft ein Leben ohne Sinn, ohne Ziele, Werte oder Ideale unweigerlich Kummer hervor. Er formuliert deshalb die folgende Herausforderung: „Wie findet ein Wesen, das Sinn braucht, Sinn in einem Universum, das keinen Sinn hat?" (S. 499). Oder anders formuliert, wie kann irdischer Sinn gefunden werden, obwohl kein kosmischer Sinn existiert?

2.4 Terror-Management-Theorie

Psychologische Schutzmechanismen

Todesangst als Angst vor dem Ende des Selbst kann sich bis zu Panikattacken und in Zustände „existenziellen Terrors" steigern. Nach der Terror-Management-Theorie (TMT) von Greenberg, Pyszczynski und Solomon (1986) bildet das Erleben existenziellen Terrors die Grundlage einer Reihe psychologischer Schutzmechanismen zur Reduktion der Angst und zur Aufrechterhaltung des Selbstwerts. Die TMT besagt, dass die Todesangst durch zwei Komponenten auf ein aushaltbares Maß reduziert wird. Die eine Komponente besteht in der kulturellen Weltsicht inklusive des Gerechtigkeitssinns und anderer Werte. Die andere Komponente beinhaltet das eigene Selbstwertempfinden, die eigene Würde und die Überzeugung, dass man entsprechend den Wertmaßstäben des kulturellen Systems lebt. Einerseits vermag ein Festhalten an präferierten kulturellen Werten und anderseits die Anhebung des Selbstwertgefühls die Angst vor dem Tod zu reduzieren.

Empirische Evidenz

Die Terror-Management-Theorie wurde in verschiedenen experimentellen Laborstudien untersucht. Todesangst wurde dabei experimentell manipuliert und es wurde erhoben, welche Faktoren sich dabei verändern. In einer Metaanalyse aus 277 Experimenten fanden Burke, Martens und Faucher (2010) fünf Arten von Veränderungen (geordnet nach der Höhe der Effektstärken):

1. *Einstellungen gegenüber anderen Menschen* (Effektstärke $r=0{,}42$), z.B. Anziehung zu oder innere Verpflichtung gegenüber einem Partner oder einer Zielperson;
2. *Verhalten* (Effektstärke $r=0{,}34$), z.B. Durchhaltevermögen oder Auswahlverhalten;
3. *Einstellungen gegenüber Sachverhalten* (Effektstärke $r=0{,}33$), z.B. gegenüber literarischen Texten, Vorlieben hinsichtlich Sportvereinen;

4. *Kognition* (Effektstärke r=0,32), z.B. die Nutzung kognitiver Heuristiken wie des Confirmation bias (d.h. selektive Gedanken, die eigenen Erwartungen entsprechen);
5. *Affekt* (Effektstärke r=0,21); z.B. Ärger oder Freude.

Demnach beeinflusst die Todesangst am stärksten Einstellungen gegenüber anderen Menschen, gefolgt von Verhalten und Kognitionen und erst nachrangig Emotionen. Insgesamt bedeutet eine Anwendung der Befunde der TMT am Lebensende und bei Sterbenden, dass das Selbstwertgefühl und die kulturellen Werthaltungen einer Person die beiden zentralen Bedingungsfaktoren für die Einstellung zum Sterben sind und die Einstellung zum Sterben sich auf die Einstellungen gegenüber anderen Personen, Nahestehenden oder professionellen Helfern auswirken.

Todesangst beeinflusst Einstellungen gegenüber anderen Menschen

Einschränkend muss festgehalten werden, dass die TMT-Studien fast ausschließlich an jungen Erwachsenen durchgeführt wurden und es Hinweise darauf gibt, dass ältere Menschen mit schwächeren bzw. anderen Effekten reagierten, die wiederum vom Ausmaß ihrer exekutiven Kontrolle abhängig waren (Maxfield et al., 2012).

Im Gegensatz zur Terror-Management-Theorie stellt die Meaning-Management-Theorie (Wong & Tomer, 2011) das Bedürfnis und die Fähigkeit nach Sinngebung als zentralen Faktor zum Umgang mit der Todesangst heraus; allerdings sind diese und komplementäre Theorien noch wenig entwickelt und erforscht worden.

3 Diagnostik

3.1 Diagnostik der Progredienzangst

Die Angst vor dem Fortschreiten einer Krankheit, die auf einem Kontinuum zwischen „funktionalen“ und „dysfunktionalen “ Befürchtungen liegt, kann erfasst werden, um deren potenziell negative Auswirkungen auf verschiedene Lebensbereiche, wie Beruf, Sozialkontakte und medizinische Behandlungsoptionen zu erfassen. Herschbach und Heußner (2008) beschrieben die Unterschiede zu anderen ängstlich-phobischen Reaktionen und legten einen Fragebogen in Lang- (47 Items) und Kurzversion (12 Items; vgl. Anhang, S. 90) vor. Beide Versionen haben eine gute interne Konsistenz. Sie lassen sich z.B. für die Bestimmung von Nachsorgeintervallen nutzen.

Progredienzangst

3.2 Exploration des Weiterlebens- und des Todeswunsches

Psychologen oder Psychotherapeuten stehen einem Weiterlebenswunsch in der Regel aufgeschlossener gegenüber als einem Todeswunsch. Nichtsdestotrotz ist am Lebensende der Sterbewunsch eines Patienten ernst zu nehmen unter Berücksichtigung der möglichen Ambivalenzen, die vom Patienten geäußert werden (Kruse, 2007). Die Sterbeerleichterung (vgl. Kap. 1.4) ist dabei eine zentrale Aufgabe, die sich nicht allein auf pflegerische oder medizinische Maßnahmen beschränken lässt, sondern auch die psychischen Aspekte wie Würde, Autonomie und Zuwendung berücksichtigen muss. Schmerzen bleiben dabei ein wesentliches Thema, sodass mit einem wachsenden Todeswunsch gerechnet werden muss, wenn diese nicht angemessen behandelt werden. Die Exploration des individuellen Zustands und der aktuellen Intentionen des Patienten bleibt der psychologischen Gesprächsführung überlassen (vgl. Kap. 6.1.1); bis heute liegen hierzu nur wenige und nicht breit verwendete und psychometrisch evaluierten Erfassungsinstrumente vor:

Selbstbeurteilungsinstrumente

1. *Fear of Personal Death Scale* (Florian & Snowden, 1989): Die 31 Items fordern auf, die persönliche Bedeutung verschiedener Gründe für die Angst vor dem Tod einzuschätzen, nicht aber, das Ausmaß der Angst selbst anzugeben. Es werden intrapersonale (Angst vor dem Verlust von Verstand und Körper), interpersonelle (Angst vor Auswirkungen auf andere) und transpersonale Ängste (Angst vor Bestrafung im Jenseits u. a.) erhoben.
2. *FIMEST Fragebogeninventar zur mehrdimensionalen Erfassung des Erlebens gegenüber Sterben und Tod* (Wittkowski, 1996): Dieser Fragebogen erfasst negative und positive Einstellungen in Bezug auf das eigene Sterben und den Verlust Nahestehender in den folgenden Skalen: Angst vor dem eigenen Sterben; Angst vor dem eigenen Tod; Akzeptieren des eigenen Sterbens; Akzeptieren des eigenen Todes. Die psychometrischen Kennwerte sind gut; der Zusammenhang zur sozialen Erwünschtheit gering und Altersgruppennormen (20 bis 39, 40 bis 64 und über 65 Jahre) liegen vor.
3. *Schedule of Attitudes toward Hastened Death (SAHD)* (Rosenfeld et al., 1999; dt.: Galushko et al., 2015, 20 Items; vgl. auch Anhang, S. 92): Zur Messung des Verlangens nach einem raschen Sterben („My illness has drained me so much that I do not want to go on living“) wurde die Skala ursprünglich zur Einschätzung der Gründe entworfen, warum manche Menschen ärztlich assistierten Suizid suchen. Der Skalenwert steht in Beziehung zu Depressionen und Hoffnungslosigkeit, scheint aber unabhängig von sozialer Unterstützung und körperlichem Zustand zu sein.

Die beiden erstgenannten Skalen zur Todes- oder Sterbensfurcht wurden bisher nur selten direkt bei Personen am Lebensende untersucht.

3.3 Erfassung der Einwilligungsfähigkeit

Einwilligungsfähigkeit[2] ist eine der wichtigsten Grundvoraussetzungen für die informierte Einwilligung in eine Behandlung oder bei Patienten am Lebensende auch in den Abbruch einer Behandlung (für einen Überblick siehe z. B. Hermann, Trachsel & Biller-Andorno, 2015a; Trachsel, Hürlimann, Hermann & Biller-Andorno, 2015b). Zudem ist Einwilligungsfähigkeit eine Grundvoraussetzung für das Verfassen einer Patientenverfügung (z. B. Trachsel, Mitchell & Biller-Andorno, 2013; vgl. Kap. 5.3).

Ursachen für Einwilligungsunfähigkeit am Lebensende

Eine breite Palette an Zuständen am Lebensende kann einen Verlust der Einwilligungsfähigkeit verursachen, beispielsweise Bewusstseinsalterationen, Demenzen, Hirnverletzungen, psychiatrische Erkrankungen sowie Leber- und Nierenerkrankungen mit Affektionen des Gehirns durch toxische Stoffwechselprodukte.

Kriterien der Einwilligungsfähigkeit

Typischerweise werden folgende Kriterien zur Beurteilung von Einwilligungsfähigkeit herangezogen (Grisso & Appelbaum, 1998):

Kriterien der Einwilligungsfähigkeit
1. Die Fähigkeit, behandlungsbezogene Informationen zu verstehen, 2. die Fähigkeit, die Bedeutung der vermittelten Informationen für die eigene Situation zu erfassen (Krankheits- und Behandlungseinsicht), 3. die Fähigkeit, Informationen rational zu gewichten und Alternativen zu vergleichen, und 4. die Fähigkeit, eine Entscheidung mitzuteilen.

Abklärung der Einwilligungsfähigkeit

Eine Abklärung der Einwilligungsfähigkeit muss erfolgen, wenn die behandelnde Fachperson aus bestimmten Gründen daran zweifelt, ob ein Patient in der Lage ist, sich für oder gegen eine Behandlungsoption zu entscheiden, eine Patientenverfügung zu verfassen oder eine gesetzliche Vertretungsperson einzusetzen (Trachsel, Hermann & Biller-Andorno, 2014). Es gibt keinen Konsens darüber, welche Patientenmerkmale für die Zuschreibung von Einwilligungsfähigkeit tatsächlich relevant sind. Dementsprechend gibt es auch keinen Algorithmus zu deren Erfassung.

Diagnostische Hilfsmittel

Trotzdem existieren zur Erfassung der Einwilligungsfähigkeit verschiedene Hilfsmittel. Diese betonen jedoch allesamt die kognitiven Fähigkeiten des Patienten überproportional und vernachlässigen andere relevante Faktoren wie Emotionen, Intuitionen, Persönlichkeitsfaktoren, Faktoren der Entscheidungssituation und persönliche Werte des Erfassers (Hermann, Trachsel & Biller-Andorno, 2015; Hermann, Trachsel & Biller-Andorno, accepted). Die

2 Der Rechtsbegriff der Einwilligungsfähigkeit in Deutschland und Österreich entspricht dem der Urteilsfähigkeit in der Schweiz.

abschließende Beurteilung von Einwilligungsfähigkeit „erfolgt auf der Basis eines umfassenden klinischen Urteils, das sowohl personenspezifische Faktoren (psychische Fähigkeiten) als auch Kontextfaktoren (Situation, Risiko, Zeit) berücksichtigt. Ein solches Urteil ist dabei nie nur rein deskriptiv, sondern beinhaltet immer auch normative Überlegungen" (Trachsel, Hermann & Biller-Andorno, 2014, S. 221).

3.4 Soziale Einbindung

Für folgende relevante Bereiche liegen Erfassungsmethoden (Selbst- oder Fremdbeurteilung) vor: Einsamkeit, soziales Netz und soziale Unterstützung.

Einsamkeit

Einsamkeit kann als komplexe und meist negative emotionale Reaktion auf das Alleinsein und den Mangel an sozialen Kontakten angesehen werden. In der Psychologie wird die Einsamkeit als unangenehmes Gefühl (subjektive Komponente) vom Alleinsein als objektivierbarer Zustandsbeschreibung (objektive Komponente) unterschieden. Im Folgenden werden aufgrund ihrer besonderen Praktikabilität nur Kurzskalen beschrieben (siehe Luanaigh & Lawlor, 2008).

- *Einzelitem „Fühlen Sie sich einsam?":* Mehrere längsschnittliche Studien mit Likert-skaliertem Antwortformat (z. B. 5- oder 7-stufig) zeigten, dass die Antwort hoch prädiktiv und unabhängig von anderen Variablen für spätere Depressivität war und die 1-Jahres-Mortalität um das zweifache höher lag.
- *UCLA Loneliness Scale* (Russell, 1996; dt. Döring & Bortz, 1993; vgl. auch Anhang, S. 94): 20-Item-Skala mit einer 4-stufigen Skalierung, die meist unidimensional ausgewertet wird. Die psychometrischen Kennwerte sind gut (z. B. mit einer 1-Jahres-Retestreliabilität von 0,89). Es liegen verschiedene Kurzfassungen vor.

Soziales Netz

Das soziale Netz bilden die Personen, die mit einem Individuum in Interaktion stehen. Die „Kopfanzahl" (Größe) des sozialen Netzes wird in der Soziologie häufig erhoben, ist aber auch für die Psychotherapie relevant. Welche und wie viele Personen zum sozialen Netz einer Person gezählt werden, ist abhängig von der Operationalisierung bzw. der Instruktion des Erhebungsinstruments. Deshalb arbeiten die Tests meist mit sogenannten Eingangsfiltern, nach denen die Netzwerkmitglieder nach einem bestimmten Kriterium ausgewählt werden.

Sozialkontakt-Kreis (dt. Linden, Lischka, Popien & Golombeck, 2007): In der Originalversion werden vier konzentrische Kreise gezeichnet, wobei im kleinen Kernkreis „ICH" steht. Der nächste Kreis repräsentiert Netzwerkmitglieder, für die der Befragte empfindet: „fühle mich sehr eng verbunden, so eng, dass ich mir nicht vorstellen kann, ohne sie zu leben". Der mittlere Kreis betrifft Netzwerkpersonen, für die gilt: „fühle mich nicht so eng verbunden wie zum engsten Kreis, aber immer noch sehr wichtig". Der äußere Kreis wird instruiert als „fühle mich weniger eng verbunden, aber sie sind dennoch wichtig". In diese Kreise werden jeweils die vom Patienten genannten Personennamen eingeschrieben.

Die modifizierte Version von Linden und Kollegen (2007) eignet sich eher für mittelalte Erwachsene und unterscheidet dabei sieben Funktionsbereiche, die für Sterbende wenig relevant sind. Auswertbare Parameter sind die Gesamtnetzgröße (7 bis 10 Personen entsprechen der durchschnittlichen Größe des sozialen Netzes von über 70-Jährgen in der Bevölkerung) und die Größe des engsten Kreises (ca. drei Personen sind in der Bevölkerung das Mittel). Linden und Kollegen (2007) berichten hohe psychometrische Kennwerte und moderate bis hohe Korrelationen mit einem Maß der sozialen Unterstützung.

Soziale Unterstützung

Es liegen eine Reihe von Instrumenten vor, in denen die wahrgenommene soziale Unterstützung erfasst wird. Dabei ist die Erfassung von emotionalen (z. B. Zuneigung, Verständnis), instrumentellen (z. B. praktische Hilfe und Unterstützung), informativen (z. B. Austausch von Informationen, Entscheidungshilfe) und evaluativen (z. B. Anerkennung des Leidens, Wertschätzung) Unterstützungsaspekten relevant. Meist werden in den auch für Ältere validierten Skalen nur die ersten drei Aspekte erfasst.

- *Einzelitems* (Oppikofer et al., 2010): Die Unterstützung wurde gemessen mit „Wie häufig bekommen Sie Besuch?" und „Wie zufrieden sind Sie mit ihren Besuchen?" (visuelle Analogskala, Wertebereich: 1 bis 5). In einem längsschnittlichen Interventionsdesign mit freiwilligen Besuchern erwiesen sich diese Fragen als gute Prädiktoren.
- *Berliner Social Support Skalen* (BSSS; Schwarzer & Schulz, 2000): Dieses mehrdimensionale Instrument erfasst mehrere Skalen: wahrgenommene (8 Items), erhaltene (11 Items) Unterstützung, Bedürfnis (4 Items) und Suche (5 Items) nach Unterstützung, protektives Abfedern (6 Items). Diese allgemeinen Skalen sind für die Untersuchung z. B. von onkologischen Patienten geeignet und zeigten dort sehr gute psychometrische Kennwerte.

3.5 Schmerz-, Depressions- und Angstdiagnostik

Das wichtigste Instrument zur Erfassung psychischer Symptomatik bei Menschen in ihrer besonders vulnerablen Phase am Lebensende bleibt das Gespräch. In diesem können qualitative Informationen über die jeweiligen Beschwerden erfragt werden. Neuere Ansätze zur Befunderhebung per standardisiertem Einzelitem (sog. Ultrakurz-Skalen) lassen sich in eine solche Gesprächsführung einbauen (Vodermaier, Linden & Siu, 2009).

Klinische Schmerzmessung

Für die Schmerzmessung wird die Auskunft der Patienten benötigt. Bei der Erfassung wird inhaltlich unterschieden zwischen (Nilges, 2013):

- *Intensität:* momentane bzw. übliche Schmerzstärke,
- *Schmerzaffekt:* Ausmaß der Belästigung bzw. Unannehmlichkeit, affektive Beschreibung,
- *Qualität:* sensorisch bzw. lokalisatorische Beschreibung.

Hierbei kommen folgende Methoden zum Einsatz:
- Symbole, z. B. Gesichtsschemata – „Smiley" für Kinder),
- verbale Schätzskalen, Adjektivlisten,
- visuelle Analogskalen (ohne Unterteilung),
- Skalen mit numerischer Unterteilung, z. B. 0 bis 10 oder 0 bis 100 (Bsp.: „Bitte schätzen Sie Ihre Schmerzstärke mithilfe der Zahlen von 0 bis 10 ein. 0 heißt dabei kein Schmerz, 10 bedeutet stärkster vorstellbarer Schmerz. Welche Zahl würden Sie Ihrem momentanen Schmerz zuordnen?").

Skalen zur Belastungsmessung am Lebensende

Letztgenannte Skalen gelten als valide und werden in vielen wissenschaftlichen Studien eingesetzt. Wird der Schmerzaffekt untersucht, z. B. mit multidimensionalen Schmerzskalen, ist dieser systematisch mit Belastungsaspekten (Angst, Depression, Hilflosigkeit) verbunden.

In Tabelle 4 werden verschiedene kurze Instrumente vorgestellt, die jeweils hohe Validitätswerte aufweisen.

Tabelle 4: Valide und reliable Ultrakurz- und Kurz-Skalen zur Belastungsmessung, die zur Untersuchung von terminal Kranken eingesetzt wurden (modifiziert nach Vodermaier et al., 2009)

Skalen	Itemzahl	Untersuchungspopulationen	Erstautoren engl. (Jahr)	Deutsche Übersetzung der Skala (Jahr)
Interessen-Frage	1	Palliativ	Akechi et al. (2006)	(aus SKID verfügbar)
Distress-Thermometer (DT) bzw. NCCR-DT	1	u. a. Kurative Onkologie, Knochenmarkstransplantationen	Trask et al. (2002)	Mehnert et al. (2006) für das NCCR-DT
Visuelle Analogskala	1	u. a. Palliativ, verschiedene Tumorlokalisationen	Lees et al. (1999)	Allg. VAS-Frageformat
Depressions-Kombinations-Frage	2	Palliativ	Chochinov et al. (1997)	(aus SKID verfügbar)
BEDS- 6 (Brief Edinburgh Depression Scale)	6	Palliativ	Lloyd-Williams et al. (2007)	Items der EPDS

Tabelle 4: Fortsetzung

Skalen	Item-zahl	Untersuchungspo-pulationen	Erstauto-ren engl. (Jahr)	Deutsche Über-setzung der Skala (Jahr)
GHQ-12 (General Health Question-naire)	12	u. a. Palliativ, ver-schiedene Tumorlo-kalisationen	als Lang-form: Gold-berg & Williams (1988)	Schmitz et al. (1999)
PDI (Psychological Distress Inventory)	13	verschiedene Tumor-lokalisationen	Morasso et al. (1996)	
BSI-18 (Brief Sym-ptom Inventory)	18	verschiedene Tumor-lokalisationen	Zabora et al. (2001)	Spitzer et al. (2011)

Erläuterungen zu Tabelle 4:

- *Interessen-Frage:* „Haben Sie das Interesse oder die Freude an fast allen Aktivitäten verloren, die Ihnen gewöhnlich Freude machen?“
- *Depressions-Kombinations-Frage:* Diese beiden Fragen entsprechen dem Patient Health Questionnaire 2, PHQ-2 (Arroll et al., 2010) und betreffen die ersten beiden DSM-Kriterien für Depression: „Gab es eine Zeitspanne, in der Sie sich über Tage lang nahezu durchgängig niedergeschlagen oder traurig fühlten?“ und „Haben Sie das Interesse oder die Freude an fast allen Aktivitäten verloren, die Ihnen gewöhnlich Freude machen?“
- *Distress-Thermometer:* „Bitte kreisen Sie die Zahl ein (0 bis 100), die am besten beschreibt, wie belastet Sie sich in der letzten Woche gefühlt haben. Die Punktzahl von 100 entspricht dabei einer entspannten Stimmung. Eine Punktzahl von 60 ist der Übergang zur positiven Beurteilung.“ Das NCCN-Distress-Thermometer hat eine 0- bis 10-Skalierung, verzichtet auf die Ankerwert-Instruktionen und wird üblicherweise von einer Belastungsliste gefolgt (dt. Version Mehnert et al., 2006, vgl. Anhang, S. 98).
- *Visuelle Analogskala:* „Wie stark fühlen Sie sich belastet/niedergeschlagen/ängstlich?“, mit grafischer Vorgabe einer Linie. Die Skalierung erfolgt üblicherweise von 0 bis 10.

In der umfassenden empirischen Bewertung von Vodermaier et al. (2009) erreichten einige Messverfahren aus der allgemeinen Psychotherapieforschung wie das BAI (Beck Angst Inventar), PHQ-9 (Patient Health Questionnaire-9) und POMS- 37 (Profile of Mood States-37) nur schlechte Kennwerte im Gebrauch mit End-of-life-Populationen, sodass von ihrem Einsatz abgeraten wird.

3.6 Würde und innerer Frieden

Aspekte von Würde

Das Konzept der *Würde* fasst die wichtigsten Aspekte und Ressourcen eines nicht durch Belastung, Angst und Depression gekennzeichneten subjektiven Zustands in der letzten Lebensphase zusammen. Chochinov (2002) entwickelte zum Würde-Konzept ein theoretisches Modell, das alle Aspekte der klinischen Praxis für ein würdevolles Leben z. B. in der Palliativbetreuung umfassen sollte:

- *Krankheitsbezogene Anliegen:* Ausmaß der eigenen Unabhängigkeit/Autonomie, Symptombelastung (einschließlich der medizinischen Ungewissheit und der Todesangst);
- *Würdeerhaltende Reserven:* Sichtweisen (Kontinuität des Selbst, Rollenerhalt, Weitergabe/Generativität, Aufrechterhaltung von Stolz, Hoffnung u. a.) und Praktiken („Im Moment leben", Normalität aufrechterhalten, spirituelle Tröstung suchen);
- *Mittel der sozialen Würde:* Private Grenzen, soziale Unterstützung, Betreuungs-Grundhaltung, Last für andere.

Das *„Würde-Inventar für Patienten"* (Chochinov et al., 2008) wurde aus einem offenen klinischen Interview heraus entwickelt. Der Fragebogen umfasst 25 Fragen in fünf empirisch gefundenen Dimensionen: Symptombelastung, existenzielle Belastung, Abhängigkeit, innerer Frieden und soziale Unterstützung.

Das Würde-Inventar

Die deutsche Version des Würde-Inventars (Sautier, Vehling & Mehnert, 2014) fand vier Dimensionen (Frageinstruktion: „Wie sehr war diese Aussage für Sie in den letzten Tagen ein Problem?"):

- Verlust des Wert- und Sinngefühls (z. B. „Von anderen ohne Respekt und Verständnis behandelt zu werden"),
- Angst und Unsicherheit (z. B. „Unsicher bezüglich meiner Krankheit und Behandlung zu sein"),
- körperliche Symptombelastung und Körperbild (z. B. „Zu fühlen, dass mein Äußeres sich für andere stark verändert hat"),
- Autonomieverlust (z. B. „Nicht in der Lage zu sein, Aufgaben des täglichen Lebens zu erledigen (z. B. mich zu waschen, mich anzuziehen)").

Die psychometrischen Kennwerte des Fragebogens waren zufriedenstellend.

Innerer Frieden (PEACE-Skala)

Innerer Frieden ist ein weiteres Zielkonzept in der Betreuung terminal Kranker. Es ist definiert als die Akzeptanz des Unvermeidbaren, was die deutlich begrenzte Lebenszeit und den begrenzten Einfluss auf das weitere Geschehen betrifft. Dies steht einer fatalistischen Einstellung nahe, anders als diese ist innerer Frieden mit positiver Affektivität und Wohlbefinden verbunden.

- *PEACE-Skala* (engl. Akronym für: Frieden, Gelassenheit, Akzeptanz während der Krebserfahrung) mit zwölf Items (Mack et al., 2008; vgl. Anhang, S. 95). Die Originalstudie ergab zwei Subskalen: Friedliches Ak-

zeptieren der Erkrankung (5 Items), z. B. „In welchem Ausmaß haben Sie ein Gefühl der inneren Ruhe und Gelassenheit?" und Auseinandersetzung mit der Krankheit (7 Items), z. B. „In welchem Ausmaß schämen Sie sich wegen Ihrer jetzigen Lage oder fühlen sich verlegen?" Höhere Werte sind mit nachfolgend selteneren Gebrauch von Ernährungssonden verbunden.
- *Peaceful awareness* (Ray et al., 2006; 1 Item). In einer Studie mit fortgeschrittenen Krebspatienten wurde mit dem Einzelitem „Ich fühle tiefen inneren Frieden und Harmonie" bezogen auf den schwerkranken Zustand mit einer sechsstufigen Skalierung (1 = viele Male am Tag, 3 = an den meisten Tagen, 6 = niemals oder fast niemals) gearbeitet. Das Item zeigte in mehreren parallelen Studien gute psychometrische Eigenschaften und sinnvolle Assoziationen zu inhaltlich verwandten Massen (Steinhauser et al., 2006).

3.7 Sinndimensionen und persönliches Wachstum

Lebenssinn

Durch den nahenden Tod wird bei vielen Betroffenen der Lebenssinn zu einem wichtigen Denkinhalt. Psychometrisch wird dieser erfasst als Lebenssinn (meaning in life, purpose of life), Sinnsuche (meaning making), Sinnfindung (benefit finding), Lebensbetrachtung (life regard) oder Lebenseinstellung (life attitude). Für diese Bereiche liegen Diagnostikinstrumente vor, die auch in anderen Anwendungsgebieten eingesetzt wurden. Im Folgenden wird eine Auswahl entweder häufig im End-of-life-Bereich eingesetzter oder kurzer Fragebögen vorgestellt.

- *Schedule for Meaning in Life Evaluation* (SMiLE; Fegg et al., 2008; vgl. Anhang, S. 99): Bei diesem strukturierten Kurzverfahren wird zunächst mit einer offenen Frage nach 3 bis 7 Bereichen gefragt, „die Ihrem Leben Sinn geben, unabhängig davon wie zufrieden oder unzufrieden Sie momentan mit diesen Bereichen sind". Dann wird für die genannten Bereiche in übersichtlicher Weise mittels 7-stufiger Skalen nach der Zufriedenheit/Unzufriedenheit und nach der Wichtigkeit dieser Bereiche gefragt. Die individuell genannten Bereiche sollen nicht nur stichwortartig angegeben, sondern möglichst genau beschrieben werden, da erst so ein genaues Abbild der sinnstiftenden Bereiche entsteht.
  Die Autoren haben drei Scores vorgeschlagen: Wichtungs-, Zufriedenheits- und Gesamtindex mit Wertebereichen von 0 bis 100 (Fegg et al., 2008), wobei Zufriedenheit und Wichtung, nur gering korrelieren. Der Zeitaufwand beträgt ca. 25 Minuten.
- *Sinnerfülltheit*, ist eine Skala des Trierer Persönlichkeitsfragebogens (Becker, 1989; 12 Items). Personen mit hohen Werten auf dieser Skala sollen sich durch folgende Aspekte auszeichnen: Leben erscheint sinnvoll und ausgefüllt; hohe Lebenszufriedenheit; relativ frei von Gefühlen der Ohnmacht, Hilflosigkeit, Angst und Niedergeschlagenheit; relativ frei von

Schuldgefühlen; selbstsicher; Gefühl der sozialen Verbundenheit; fühlt sich von anderen verstanden und akzeptiert. Schnell und Becker (2007) haben darauf aufbauend den „Fragebogen zu Lebensbedeutungen und Lebenssinn" publiziert, der 151 Items umfasst.

Beispielitems der Skala „Sinnerfülltheit" aus dem Trierer Persönlichkeitsfragebogen von Becker (1989)

- Der Gedanke, dass mein Leben sinnlos sein könnte, ist mir ... gekommen.
- Ich fühle mich ... von anderen Menschen missverstanden.
- Mich beschäftigt ... der Gedanke, dass ich vieles falsch gemacht habe im Leben.
- Ich fühle mich ... einsam.
- Es kommt ... vor, dass ich bei einem Thema so empfindlich bin, dass ich nicht darüber sprechen kann.

Persönliches Wachstum

Ein verwandtes Phänomen ist das persönliche Wachstum (auch: persönliche Reifung), das explizit als Resultat der Auseinandersetzung mit einer lebensgefährlichen oder traumatisierenden Situation angesehen wird. Benefit Finding (als Sinnfindung) und persönliches Wachstum sind in der Psychologie weitgehend übereinstimmende Konzepte.

- *Benefit Finding-Skala* (Antoni et al., 2001; dt. Version: Mohamed & Böhmer, 2004; vgl. Anhang, S. 96): Mit 17 bzw. in der Kurzform mit 10 Items wird die Sinnfindung erfragt (5-stufige Antwortskala). Beispielitems sind: „Meine Erkrankung hat mir geholfen, die Dinge so zu nehmen, wie sie kommen", „Meine Erkrankung hat mir geholfen, mich auf das Wesentliche zu konzentrieren und meinem Leben tieferen Sinn zu geben". Die Skala ist unidimensional; die psychometrischen Kennwerte sind gut.
- *Posttraumatisches Wachstum* (PTW; dt. Maercker & Langner, 2001): Mit 21 Items werden fünf Subskalen erfasst (Wertschätzung des Lebens, Neue Möglichkeiten, Persönliche Stärken, Beziehungen zu anderen, Religiös-spirituelle Veränderungen). Die Antworten werden auf einer 3- oder 6-stufigen Skala geratet.

PTW und die posttraumatische Belastungssymptomatik sind nicht systematisch korreliert, sodass PTW auch allein erfasst werden kann. Der Fragebogen wird häufig bei onkologischen Patienten eingesetzt sowie bei pflegenden Angehörigen von palliativ Betreuten bzw. Verstorbenen.

4 Interventionen

Explizite Thematisierung des Lebensendes

Unabhängig von verschiedenen spezifischeren Intervention am Lebensende, die in den folgenden Abschnitten dargestellt werden, scheint es wichtig zu sein, dass das Thema Lebensende bei der Behandlung von Patienten überhaupt explizit zum Thema gemacht wird. Block (2001) konnte bei Patienten mit fortgeschrittenen Krebserkrankungen zeigen, dass Gespräche über Ängste, Therapieziele und Prognose mit einem ruhigeren und weniger von Ängsten und anderen Symptomen belasteten Sterbeverlauf einhergingen als bei Patienten, bei denen keine solchen Gespräche stattgefunden hatten. Temel und Kollegen (2010) fanden darüber hinaus, dass sich durch solche früh einsetzenden Interventionen nicht nur die Lebensqualität verbesserte und weniger Depressionen als in der Vergleichsgruppe auftraten, sondern dass die Betroffenen auch länger lebten.

Die Überwindung der Hürde des „darüber Sprechens“ scheint nicht nur für die Patienten, sondern auch für das Behandlungsteam und sogar für die Vermeidung von unnötigen Behandlungskosten von Vorteil zu sein. Eine Längsschnittstudie von Zhang und Kollegen (2009) hat gezeigt, dass in den Fällen, bei denen in der letzten Woche vor dem Tod über die Themen Lebensende und Sterben diskutiert wurde, 35 % weniger Behandlungskosten generiert wurden (u. a. durch Mehraufwand in der Pflege, Sondenernährung) als in den Fällen, in welchen diese Themen nicht diskutiert wurden.

4.1 Vorbereitung auf den Tod

Death education

In englischsprachigen und asiatischen Ländern ist der Begriff der „Death education“ verbreitet. Darunter werden verschiedene Inhalte zusammengefasst: Wissen über biologische Vorgänge des Sterbens, über antizipierte Trauer (vgl. Kap. 2.2) oder über mögliche psychische Belastungen (Durlak, 2003; vgl. auch Kap. 1.3.2). Die Hospiz- und Palliativeinrichtungen sowie damit verbundene Organisationen bieten Aufklärungsveranstaltungen über ihre Angebote an. Ein neuerer Ansatz heißt „café mortel“ (frz.), „death cafe“ (engl.) oder „Totentanz-Café“ (Crettaz, 2010). Dabei beschäftigten sich Interessierte mit den Themen Tod und Sterben in moderierten Gruppen nach festgelegten Regeln (z. B. Wechsel der Sprecher und der Perspektiven). Metaanalysen zu früheren Programmen der „Death education“ haben gezeigt, dass wissensvermittelnde Programme die Todesangst eher steigern, während erfahrungsbasierte Programme die Todesangst reduzieren können (Durlak, 2003).

Café mortel

4.2 Interventionen bei Todesangst

4.2.1 Philosophische Gedanken bei Todesangst

Die Macht philosophischer Gedanken

In der Folge werden einige philosophische Gedanken zum Thema Tod zusammengefasst, die als Angebote in der Begleitung von Menschen mit Todesfurcht im Sinne kognitiver Interventionen ins Gespräch eingebracht werden können.

Sterben als letztes Abenteuer oder Reise

In gewissen Lebensabschnitten stürzt man sich manchmal absichtlich in abenteuerliche Situationen, um die eigenen Fähigkeiten zu erproben und zu erweitern oder schlicht um Außergewöhnliches zu erleben. Warum nicht auch das Sterben und den Tod aus dieser Perspektive betrachten? Das Sterben kann als letzte Herausforderung, Abenteuer, Reise oder Möglichkeit angesehen werden, interessante Wahrnehmungen, Beobachtungen und Erfahrungen zu machen. Viele Autoren stellten das Sterben als die wichtigste existenzielle Erfahrung dar, die das Leben mit sich bringt. In der auf dem Buddhismus basierenden Meditation über den Tod („death meditation"; siehe Rosenberg, 2002) wird vorgeschlagen, die Momente des Sterbens mit voller Achtsamkeit wahrzunehmen, weder an die Vergangenheit noch an die Zukunft zu denken, sondern ein letztes Mal vollständig im Hier-und-Jetzt zu leben und die dabei ablaufenden Bewusstseinszustände neutral und nicht wertend zu beobachten. Im Buddhismus gehört die Meditation über den Tod zu den wichtigsten Meditationsformen.

Der Welleneffekt

Yalom hält den Gedanken des Welleneffekts im Umgang mit Todesangst für besonders überzeugend. Dieser besagt, dass jeder Mensch in seinem Leben meistens ohne bewusste Absicht „konzentrische Einflusskreise erzeugt, die sich jahrelang oder sogar über Generationen hinweg, auf andere auswirken können" (Yalom, 2008, S. 86), ähnlich wie Wellen, die entstehen, wenn ein Stein ins Wasser fällt und die anschließend noch lange fortlaufen, auch wenn der Stein keinen direkten Effekt mehr hat. Effekte, die wir auf andere Personen ausüben, werden durch diese an weitere Personen geleitet. Denkbare Formen des Fortwirkens sind beispielsweise politische, künstlerische, philosophische oder wissenschaftliche Welleneffekte.

Wo der Tod ist, bin ich nicht

Ein weiterer Gedanke, der bei Todesangst hilfreich sein kann, stammt von Epikur. Er verstand sich als medizinischer Philosoph, da er den Anspruch hatte, dass seine Gedanken für die Seele genauso wirksam sind wie Medikamente für den Körper. Das Ziel eines jeden Menschen ist es nach Epikur, in Seelenruhe oder „Ataraxia" zu leben. Was uns davon abhält, ist unsere Angst vor dem Tod. Um Seelenruhe zu erreichen, muss deshalb die Angst vor dem Tod angegangen werden. Epikur argumentiert wie folgt: Der Tod muss nicht gefürchtet werden, da wir ihn gar nicht wahrnehmen werden.

„Was aufgelöst ist, kann nicht wahrnehmen, und was nicht wahrgenommen werden kann, ist für uns nichts. [...] Wo ich bin, ist der Tod nicht; wo der Tod ist, bin ich nicht“ (Yalom, 2008, S. 84).

Das Symmetrie-Argument

Epikur liefert noch ein weiteres, für viele noch mächtigeres Argument, um die Angst vor dem Tod zu reduzieren, das sogenannte Symmetrie-Argument. Dieses besagt,

> [...] dass der Zustand des Nichtseins nach dem Tod identisch mit dem Zustand des Nichtseins vor der Geburt ist. Und obwohl wir den Tod fürchten, empfinden wir kein Grauen, wenn wir an jenen früheren, identischen Zustand denken. Daher haben wir auch keinen Grund, den Tod zu fürchten. (Yalom, 2013, S. 297)

Dieser Gedanke wurde viel später auch von Vladimir Nabokov (1999) aufgegriffen:

> Die Wiege schaukelt über einem Abgrund und der platte Menschenverstand sagt uns, dass das Leben nur ein kurzer Lichtspalt zwischen zwei Ewigkeiten des Dunkels ist. Obschon die beiden eineiige Zwillinge sind, betrachtet man in der Regel den Abgrund vor der Geburt mit größerer Gelassenheit als jenen anderen, dem man (mit etwa viereinhalbtausend Herzschlägen in der Stunde) entgegeneilt. (S. 19)

Das Gedankenexperiment des unendlichen Lebens

Im Rahmen der Todesangst kann es zum Wunsch kommen, unendlich lange zu leben, damit es nie zum Ende des Selbst kommt. Der Therapeut kann in diesem Fall das Gedankenexperiment des unendlichen Lebens anleiten (siehe Noyon & Heidenreich, 2012). Der Patient soll sich vorstellen, wie es aussähe, wenn wir unsterblich wären und ewig leben würden. Die Konsequenz dieser Überlegung ist, dass wir keine Entscheidungen mehr treffen müssten, da wir diese immer auf später verschieben könnten.

> Anders gesagt: Alle meine Handlungsoptionen wären „gleich-gültig“ und somit dann auch im Einzelnen „gleichgültig“, nämlich letztlich ohne Wert. [...] Wertvoll sind uns in unserem Leben zumeist die seltenen Dinge. [...] Die Quintessenz letztlich lautet: Wenn sich in unserem Leben im Grunde nur die potentiell zu verlierenden und seltenen Dinge wirklich wertvoll anfühlen, warum sollte es dann mit dem Leben selbst nicht genau so sein? Worin bestünde der Wert eines unendlichen Lebens? (Noyon & Heidenreich, 2012, S. 136)

So sind wir vor dem Hintergrund der eigenen Endlichkeit bei jeder Entscheidung gezwungen, uns die Frage zu stellen, wie wichtig und wertvoll diese und die mit ihr einher gehenden Konsequenzen sind, um im Nachhinein keine Reue über verpasste Chancen oder falsche Entscheidungen zu empfinden. Unsere einzelnen Entscheidungen und Handlungen sind gerade deswegen so wertvoll, weil wir aufgrund unserer Endlichkeit nur eine begrenzte Anzahl von Möglichkeiten haben.

Die ewige Wiederkunft des Gleichen

Ein unendlich langes Leben hätte noch eine andere Konsequenz. Notwendigerweise würde sich irgendwann alles unendlich oft wiederholen. Dieser Gedanke führt zum Gedankenexperiment der ewigen Wiederkunft des Gleichen, einem zentralen Konzept in der Philosophie von Friedrich Nietzsche. Es besagt, dass sich alle denkbaren Konstellationen des Universums bis in alle Ewigkeit unendlich oft wiederholen, vorausgesetzt, die Materie des Universums ist endlich und die Zeit unendlich. Dies führte dazu, dass sich unser ganzes Leben, jeder Moment, jede Handlung, jeder einzelne Gedanke und jedes Gefühl immer wieder genau gleich wiederholte. Yalom (2008) zufolge kann die „Vorstellung, dasselbe Leben immer und immer wieder bis in alle Ewigkeit zu leben, [...] schauerlich sein, eine Art existentieller Mini-Schocktherapie. Sie dient häufig als ernüchterndes Gedankenexperiment, das einen dazu bringt, ernsthaft darüber nachzudenken, wie man wirklich lebt" (S. 101).

Friedrich Nietzsche

Bei der symbolischen Immortalität handelt es sich um den Gedanken, dem eigenen Leben einen Sinn zu geben, indem man seine eigene Weltsicht von anderen geteilt weiß. Damit kann man sich als Teil einer Gemeinschaft fühlen, die über den eigenen Tod hinaus bestehen bleibt. Weitere Formen der symbolischen Immortalität beschreibt Lifton (1986): Weiterleben durch die eigenen Nachkommen, Religiöser Glaube hinsichtlich eines Jenseits, Auferstehung oder Wiedergeburt, Immortalität durch das Erschaffen überdauernder Produkte beispielsweise Kunstwerke, Überleben durch die Verbindung mit der Natur. Menschen können mithilfe einer oder mehrerer dieser Formen der symbolischen Immortalität erreichen, die Absurdität der Existenz (vgl. Kap. 2.3.3) zu bewältigen.

Symbolische Immortalität

Psychotherapeutische Herangehensweisen, in denen oben besprochene philosophische und existenzielle Konzepte integriert werden, sind beispielsweise das End-of-Life Review (vgl. Kap. 4.4), die Dignitätstherapie (vgl. Kap. 4.5) oder – in einem umfassenden Sinn – die existenzielle Psychotherapie (Yalom, 2010).

4.2.2 Spirituelle Interventionen

Spiritual Care

> **Merke: Spiritual Care**
>
> Unter dem Begriff der „Spiritual Care" werden Maßnahmen zur Vorbeugung und Linderung des Leidens durch religiöse Ansätze zusammengefasst, die üblicherweise als Teil von Palliative Care angesehen werden (Heller & Heller, 2013).

Für die christlichen Konfessionen deckt sich dieser Ansatz mit der Krankenhausseelsorge; bestimmte Inhalte werden von Theologen in Gesprächen, Textauslegungen, Ritualhandlungen und Segensgesten vermittelt. Eine lange

Tradition haben beispielsweise auch die Jewish Spiritual Care und buddhistische Rigpa-Zentren. In einem stark erweiterten Verständnis gehören Fragen zum Lebenssinn und der Sinnsuche ebenfalls zur Spiritualität.

Studien belegen den Einfluss des Spirituellen auf das Gesamt-Wohlbefinden in der Palliative Care. Werden die spirituellen Bedürfnisse der Patienten nicht befriedigt, geht dies mit geringerem Wohlbefinden einher (Astrow et al., 2007). Sogenannt negatives religiöses Coping (z. B. strafender Gott, Krankheit als Folge von Sünden) ist mit schlechterer psychischer Gesundheit verbunden (Hebert et al., 2009). Park und Kollegen (2011) zeigten, dass religiöse Krisen (z. B. Anklage an Gott, Nicht-Vergeben-Können) mit nachfolgend verminderter körperlicher und psychischer Gesundheit Schwerkranker verbunden ist. Ein Cochrane-Review fand bisher keine eindeutigen Belege, dass spirituelle oder religiöse Interventionen das emotionale Wohlbefinden verbessern, allerdings wurden ganz verschiedene Maßnahmen einbezogen und alle Primärstudien stammen aus den USA (Candy et al., 2012). Neuere spezifische psychotherapeutische End-of-Life-Interventionen können das sog. spirituelle Wohlbefinden verbessern, z. B. Dankbarkeits-, Lebenssinn- und Lebensrückblicks-Interventionen (siehe Kap. 4.4 und 4.5).

Bisher keine eindeutigen empirischen Belege

4.3 Palliative Care

Merke: Palliative Care

Palliative Care ist der „Ansatz zur Verbesserung der Lebensqualität von Patienten und ihren Familien, die mit Problemen konfrontiert sind, welche mit einer lebensbedrohlichen Erkrankung einhergehen“ (WHO, 2014). Er besteht im „Vorbeugen und Lindern von Leiden durch frühzeitige Erkennung, sorgfältige Einschätzung und Behandlung von Schmerzen sowie anderen Problemen körperlicher, psychosozialer und spiritueller Art“ (WHO, 2014).

Palliative Care

Es existieren mittlerweile verschiedene, gut untersuchte Konzepte der Palliative Care. Eines der international bestvalidierten Konzepte, das in zahlreichen Ländern erfolgreich angewandt wird, ist der Liverpool Care Pathway, dessen wichtigste Elemente im Folgenden vorgestellt werden (z. B. Mayland, Williams, Addington-Hall, Cox & Ellershaw, 2013).

Liverpool Care Pathway

Unabhängig davon, wo eine Person ihre Sterbephase verbringt, sollten gewisse Anforderungen erfüllt sein, um optimal auf die Bedürfnisse der Sterbenden eingehen zu können. Aufgrund von internationalen Studien konnten zehn Elemente identifiziert werden, die für die Betreuung Sterbender von zentraler Bedeutung sind (vgl. Kasten und die Karte „Zehn zentrale Elemente bei der palliativen Betreuung von Sterbenden" am Ende des Buches). Diese Elemente sind sowohl unabhängig vom Sterbeort, als auch unabhängig von nationalen und kulturellen Kontexten (z. B. Costantini et al., 2014).

Zehn zentrale Elemente der Palliative Care

Zehn zentrale Elemente der Palliative Care (modifiziert nach Ellershaw, 2013)
1. Diagnostizieren des Sterbens. 2. Kommunikation mit dem Patient (wenn möglich) und immer mit den Angehörigen. 3. Spirituelle Begleitung, falls eine solche erwünscht ist. 4. Antizipatorische Verordnung und Gabe von Medikamenten zur Linderung von Symptomen wie Schmerzen, Atemwegssekretionen, Agitation, Übelkeit, Erbrechen und Atemnot. 5. Regelmäßige Beurteilung, ob die klinischen Interventionen im Interesse des Patienten sind. 6. Regelmäßige Beurteilung der Hydratation inklusive Beurteilung, ob die Flüssigkeitszufuhr erhöht, reduziert oder gestoppt werden soll. 7. Regelmäßige Beurteilung der Ernährung inklusive Beurteilung, ob die Ernährungszufuhr erhöht, reduziert oder gestoppt werden soll. 8. Vollständige Diskussion des Pflege- bzw. Betreuungsplans mit dem Patienten und den Angehörigen. 9. Regelmäßige umfassende Neubeurteilung des Patienten. 10. Würdevolle und respektvolle Betreuung nach dem Tod.

Folgende positive Effekte des Liverpool Care Pathway wurden durch empirische Studien bestätigt (siehe z. B. Costantini, Ottonelli, Canavacci, Pellegrini & Beccaro, 2011): Der Liverpool Care Pathway führte im Vergleich mit der Standardbehandlung zu mehr Struktur und Sicherheit für die Beteiligten und damit auch zu weniger Stress für die Angehörigen und das Team. Es wurden in der Summe weniger (überflüssige) Untersuchungen und Behandlungen durchgeführt. Trotzdem war die Symptomkontrolle besser und es kam zu weniger Rechtsstreitigkeiten.

Palliative Care verkürzt das Leben nicht

Professionelle Palliative Care hat neben der Verbesserung der Lebensqualität viele weitere positive Auswirkungen. In einer aufsehenerregenden randomisierten und kontrollierten Studie konnte beispielsweise gezeigt werden, dass der frühzeitige Einbezug von palliativer Expertise bei Patienten mit fortgeschrittenem Lungenkrebs und schlechter Prognose im Vergleich zur Kontrollgruppe sogar eine Verlängerung der Lebenszeit zur Folge hatte (Temel et al., 2010). Zudem kann durch eine multiprofessionelle Palliative Care erreicht werden, dass bis zu 80 % der Patienten mit Krebserkrankungen auch in der letzten Lebensphase zu Hause bleiben können (Müller-Busch, 2012).

4.3.1 Kontrolle körperlicher Symptome

„Symptomkontrolle bedeutet immer eine Herangehensweise, bei der nicht das Symptom, sondern der betroffene Mensch behandelt wird. In der Palliativmedizin werden alle Symptome auf ihrer physischen, psychischen, sozialen und spirituellen Ebene erfasst und verstanden" (Rogusch & Schulz, 2012, S. 55). Körperliche Schmerzen können nicht losgelöst von psychischen Prozessen behandelt werden, da Schmerzen emotionale Prozesse oft triggern, die ihrerseits die Schmerzen im Sinne einer positiven Rückkoppelung verstärken und aufrechterhalten. Andererseits können emotionale Prozesse ursächlich für die Entstehung von Schmerzen sein. Die Behandlung von Schmerzen und anderen belastenden Symptomen muss daher immer sowohl die somatische als auch die psychische Perspektive einbeziehen. Unabhängig davon, wie schlimm gewisse Symptome für den Patienten sind und wie lange diese bereits bestehen, sollte nichts unversucht gelassen werden, die Gesamtsituation des Patienten zu verbessern. Gelingt dies mit den aktuellen Kompetenzen der behandelnden Person oder des Behandlungsteams nicht, soll nicht lange gewartet werden, sondern es muss zügig Unterstützung bei einer außenstehenden Fachperson gesucht werden.

Bio-psycho-sozialer Ansatz

In diesem Kapitel werden nun hauptsächlich somatische resp. medikamentöse Methoden zur Symptomkontrolle vorgestellt. Das Kapitel 4.3.2 behandelt psychologische und psychotherapeutische Methoden in der Palliative Care.

Fragen zur Symptomkontrolle

Zur Symptomkontrolle ist eine vorgängige genaue Exploration der Symptome auf ihrer somatischen, psychischen und sozialen Ebene wichtig (vgl. Kasten).

Fragen zur Symptomkontrolle (modifiziert nach Bausewein & Rémi, 2012)

1. Warum hat sich ein bestimmtes Symptom nicht stabilisiert oder verbessert?
2. Stimmen meine Überlegungen zur Symptomentstehung und Aufrechterhaltung?
3. Stimmt die Medikamentendosierung?
4. Sind in letzter Zeit vermeidbare oder unbehandelte Nebenwirkungen aufgetreten?
5. Sind in letzter Zeit neue Symptome hinzugekommen?
6. Müssen bei den Zielen zur Symptomkontrolle Kompromisse eingegangen werden?

Dem Patienten und auch dessen Angehörigen soll einfach und verständlich vermittelt werden, welche Ursachen die Symptome haben, welche Interventionsmöglichkeiten zur Verfügung stehen und welche Nebenwirkungen diese haben können. Diese Informationen bilden die Basis für Therapieentscheidungen, die der Patient bei erhaltener Einwilligungsfähigkeit treffen kann (zum Thema Einwilligungsfähigkeit vgl. Kap. 5.2).

Grundregeln medikamentöser Behandlungen

Bei praktisch allen sterbenden Patienten ist es früher oder später nötig, Medikamente zur Symptomkontrolle einzusetzen. Um die medikamentösen Behandlungsziele dauerhaft zu erreichen, ist es wichtig, gewisse Regeln einzuhalten (Bausewein & Rémi, 2012): Die bereits im Kasten auf Seite 54 angesprochene antizipatorische Verordnung und Gabe meint, dass Medikamente regelmäßig und vor dem Ende ihrer Wirkungsdauer erneut eingenommen werden sollten. Wie bei anderen Behandlungsmethoden sollten bei der medikamentösen Therapie immer klare Behandlungsziele und ein klarer Zeitraum bis zum Erreichen dieser Ziele ausformuliert werden, damit bei Verfehlung des Ziels die Dosis angepasst oder das Medikament abgesetzt werden kann. Bei einigen Medikamenten sind gewisse Nebenwirkungen nicht vermeidbar (z. B. Verstopfung bei Opioiden). Falls möglich, sollten diese deshalb bereits prophylaktisch behandelt werden.

Reservemedikamente zur Behandlung von Durchbruchsschmerzen

> **Merke:**
>
> Häufig reicht die regelmäßig eingenommene Medikamentendosis nicht für alle Situationen aus, sodass Reservemedikamente verordnet werden sollten, um sogenannte Durchbruchsschmerzen zu behandeln. Manchmal kommt es zu einer kurzfristigen Verschlechterung der Symptomatik, wobei der Patient so die Möglichkeit hat, die Dosis eines Medikaments für eine begrenzte Zeit selbstständig zu steigern.

Wenn Patienten ihre Reservedosis konstant ausschöpfen, heißt dies eventuell, dass die regelmäßige Dosis nicht ausreicht, um ein bestimmtes Symptom ausreichend zu kontrollieren und dass die Dosis erhöht werden sollte.

Schmerztherapie

Fünf Grundsätze der medikamentösen Schmerztherapie

Die Weltgesundheitsorganisation WHO definiert fünf Grundsätze für die medikamentöse Schmerztherapie (WHO, 1996).

1. *„By the mouth“:* Orale Applikation mit langsam wirkenden Substanzen geht anderen Applikationsformen (z. B. subkutan oder intravenös) vor.
2. *„By the clock“:* Die Schmerzmittel sollten zu definierten Zeiten eingenommen werden.
3. *„By the ladder“:* Die Art der Schmerzmittel soll aufgrund des WHO-Stufenschemas ausgewählt werden (vgl. Abb. 1).
4. *„For the individual“:* Es gibt bei Schmerzmedikamenten und insbesondere bei Opioiden keine Standarddosis. Die richtige Dosis ist dann erreicht, wenn die Schmerzen des Patienten unter Kontrolle sind. Die individuellen Begleiterkrankungen sowie die sich dadurch ergebenden Nebenwir-

kungen und Kontraindikationen sollten bei der Auswahl der Substanz berücksichtigt werden.

5. *„Attention to detail“:* Die Details bei der Verschreibung sind wichtig. Beispielsweise sollten die Dosierungen und Einnahmezeiten mit dem Patienten genau abgemacht, schriftlich dokumentiert und dem Patienten und/oder seiner Familie abgegeben werden.

WHO-Stufenschema

Die WHO hat ein Stufenschema zur Behandlung von Tumorschmerzen entwickelt, das wissenschaftlich breit abgestützt ist (WHO, 1996; vgl. Abb. 1). Mittlerweile wird das WHO-Stufenschema weltweit nicht nur bei der Behandlung von Tumorschmerzen als Standard angesehen, sondern in der Schmerzbehandlung generell und insbesondere auch bei der Schmerzbehandlung in der Palliative Care. Meistens kann dadurch eine befriedigende Schmerzkontrolle erreicht werden. Das Schema gilt in der Handhabung als einfach und sicher.

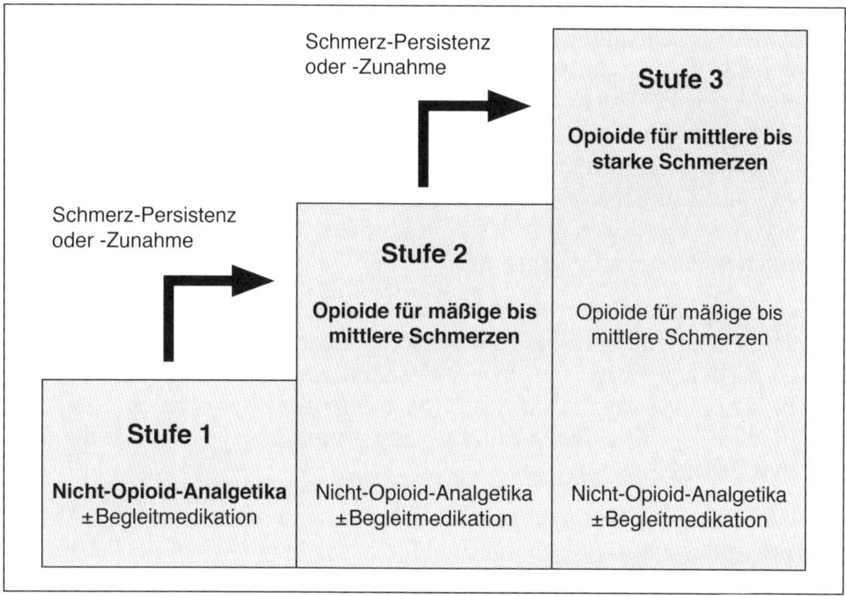

Abbildung 1: Stufenschema zur Schmerzbehandlung (modifiziert nach WHO, 1996)

Ein Sterben mit Schmerzen kann verhindert werden

Schmerzen und andere Symptome am Lebensende lassen sich durch die Anwendung des WHO-Stufenschemas und weiterer Interventionsverfahren so weit kontrollieren, dass trotz aller Einschränkungen normalerweise eine akzeptable Lebensqualität erreicht werden kann (Müller-Busch, 2012). Ein Sterben mit Schmerzen muss eigentlich nicht befürchtet werden, wenn sich ein Patient in den Händen professioneller und aufgeschlossener Fachpersonen befindet. Diese Erkenntnis ist leider noch lange nicht bei der breiten Bevölkerung angekommen. Studien zeigen, dass die Angst vor unerträglichen Schmerzen am Lebensende und im Sterbeprozess zu den häufigsten Gründen gehört, weshalb sich Patienten Sterbehilfe wünschen (z.B. van Alphen, Donker & Marquet, 2010). Zudem stehen für viele Patienten nicht Schmerzen, sondern andere Symptome im Zentrum.

Nebenwirkungen der Opioidtherapie

Schon bei geringer Dosis kann es bei der Therapie mit Opioiden zu Verstopfung, Harnverhalt oder Übelkeit kommen, welche ihrerseits mit anderen Substanzen wieder gelindert oder zum Verschwinden gebracht werden können. Bei höheren Dosierungen sind weitere unerwünschte Wirkungen wie Euphorie, Dysphorie, Beeinträchtigung der kognitiven Fähigkeiten, Schläfrigkeit, Verwirrtheit, Halluzinationen, Muskelkrämpfe, Mundtrockenheit, Schwindel, Hautrötungen oder Juckreiz möglich.

Mythen zur Opioidbehandlung

Den Opioiden kommt in der Behandlung von Schmerzen am Lebensende und dabei insbesondere bei Tumorschmerzen eine herausragende Bedeutung zu. Sie nehmen im WHO-Stufenschema zur Schmerzbehandlung eine zentrale Stellung ein. Noch immer bestehen jedoch zu Wirksamkeit und Sicherheit dieser Medikamentengruppe verschiedene Mythen (Müller-Busch, 2012). Ein populärer *Mythos* ist die *Abhängigkeitsgefahr*. Eine solche ist nach heutigen Erkenntnissen nicht zu erwarten, wenn das WHO-Stufenschema eingehalten wird und sollte mit den Patienten und Angehörigen besprochen werden, um diesbezüglichen Befürchtungen vorzubeugen. Ein weiterer *Mythos* ist die Gefahr einer deutlichen *Lebensverkürzung* aufgrund einer Atemdepression, was bei korrekter Anwendung des WHO-Stufenschemas mittlerweile wissenschaftlich widerlegt ist (siehe z.B. Sykes & Thorns, 2003).

Weitere somatische Schmerztherapie-Optionen

Neben medikamentösen Interventionen zur Behandlung von Schmerzen existieren eine ganze Reihe von weiteren Behandlungsoptionen, die auf der körperlichen Ebene ansetzen, beispielsweise radioaktive Strahlentherapien, Chemotherapien, chirurgische Eingriffe, Physiotherapie, Neuromodulation oder invasive Verfahren wie Periduralanalgesie (z.B. Schmitz & Schulz, 2012).

Psychologische Begleitung bei Total Pain

Ist eine professionelle medikamentöse Therapie der Schmerzen mit Unterstützung durch physikalische und pflegerische Maßnahmen gewährleistet, braucht nicht jeder Patient mit Schmerzen am Lebensende eine psychologische Betreuung im engeren Sinn, jedoch meistens Berücksichtigung und Verständnis der verschiedenen Erscheinungsformen des Schmerzes (Müller-Busch, 2012). Es leuchtet jedoch unmittelbar ein, dass zur Behandlung des *Total Pain,* der sich als komplexes Leiden manifestiert und sich durch Verstärker wie dem Verlust des normalen Lebens, des Lebenssinns, aber auch durch Angst vor Sterben und Tod auszeichnet, eine rein medikamentöse Behandlungsstrategie nicht ausreicht. In diesem Fall sind neben einer engagierten und transparenten Kommunikation mit Patienten und Angehörigen vor allem eine psychologische und oft auch eine spirituelle Begleitung nötig. Allenfalls braucht es dazu sogar eine gezielte psychotherapeutische Behandlung schmerzverstärkender Symptome wie Angst und Depression.

Fatigue

Fatigue *muss* einerseits nicht immer behandelt werden, da sie im Sterbeprozess häufig dazu gehört und eine natürliche Funktion erfüllen kann. Andererseits *kann* Fatigue praktisch nicht behandelt werden. Ein umfassendes Review der Cochrane Collaboration kommt zum Schluss, dass es momentan keine Medikamente zur Behandlung von Fatigue gibt, die genügend wirksam und sicher sind, dass sie zur dauerhaften Anwendung empfohlen werden können (Peuckmann-Post, Elsner, Krumm, Trottenberg & Radbruch, 2010). Möglichkeiten zur vorübergehenden Linderung von Fatigue sind häufige und regelmäßige Pausen, dosierte körperliche Aktivität, Entspannungstechniken, die Vermeidung von Stress und faszinierende Aktivitäten (Rogusch & Schulz, 2012).

Verkleinerung des Calman-Gap

Da die Lebensqualität Calman zufolge (1984; vgl. Kap. 1.3.5) stark von der Differenz zwischen den Erwartungen eines Menschen und der tatsächlich vorhandenen Realität beeinflusst wird, ist die Verkleinerung des Calman-Gap mithilfe psychologischer Gespräche bei Fatigue eine vielversprechende Strategie. Das Ziel ist nicht primär eine Steigerung der Leistungsfähigkeit, sondern die Anpassung der eigenen Erwartungen. Vor allem geht es darum zu akzeptieren, dass es in der Sterbephase normal ist, nicht mehr viel leisten zu können. Die Ziele sollten nicht mehr so hoch gesteckt, dafür umso mehr gefeiert und genossen werden.

Atemnot

Bei der Behandlung schwerer Atemnot hat sich eine Kombination aus medikamentösen und nicht medikamentösen Behandlungsstrategien für die meisten Patienten als am wirksamsten herausgestellt (Thomas, Bausewein, Higgins & Booth, 2011). Bei leichter und moderater Atemnot besteht das wichtigste Ziel in der Ökonomisierung der Atmung. Dazu dienen primär Ruhe, Pausen, regelmäßige Bewegungen, bestimmte Körperhaltungen wie beispielsweise der Kutschersitz, Lippenbremse, Einatmen in den Bauch oder das gemeinsame Atmen zusammen mit einem Partner. Daneben können einfache Maßnahmen wie die Kühlung des Gesichts, Duftöle mit Zitrone und Eukalyptus, atemstimulierende Einreibungen, das Öffnen des Fensters oder ein Ventilator manchmal bereits genügen, damit der Patient subjektiv wieder genügend Luft bekommt. Nicht die objektive Sauerstoffsättigung des Blutes ist am Aussagekräftigsten, sondern die subjektive Wahrnehmung.

Ökonomisierung der Atmung

Medikamente der Wahl

Da Atemnot und Angst sich gegenseitig verstärken, muss dieser Teufelskreis durchbrochen werden. Im Notfall hat sich die parallele Behandlung beider Zustände als erfolgreiche Strategie herausgestellt (Borasio, 2014). Das sicherste und wirksamste Mittel zur Behandlung der Atemnot sind Opioide (z. B. Morphin). Opioide dämpfen direkt das Atemzentrum und reduzieren die subjektive Wahrnehmung von Atemnot. Zudem wirken sie sedierend und anxiolytisch. Da die Atmung durch die Wirkung von Opioiden ruhiger, tiefer und effizienter wird, verbessert sich neben dem subjektiven Gefühl der Atemnot auch die Sauerstoffsättigung des Blutes.

Zur kurzfristigen Behandlung von Angst eignen sich neben psychologischen Maßnahmen Substanzen aus der Gruppe der Benzodiazepine (z. B. Lorazepam).

Künstlicher Sauerstoff ist bei Sterbenden umstritten

Häufig wird bei Atemnot sofort künstlicher Sauerstoff eingesetzt, was besonders bei Sterbenden umstritten ist. Einerseits ist künstlicher Sauerstoff bei Atemnot durchschnittlich nicht wirksamer als Raumluft (Abernethy et al., 2010). Andererseits kann künstlicher Sauerstoff sogar schaden, indem die Schleimhäute ausgetrocknet werden. Die oben genannten Maßnahmen zur Ökonomisierung der Atmung sowie ein Ventilationsreiz sind meistens wirksamer.

Appetitlosigkeit und Durst

Künstliche Flüssigkeitsgabe und Ernährung ist bei Sterbenden in der letzten Sterbephase meistens nicht sinnvoll (vgl. Kapitel 1.3.5). Viel wichtiger als Flüssigkeitszufuhr ist das Stillen des Durstgefühls, wozu bei Sterbenden die Befeuchtung der Mundschleimhaut oft ausreicht. Zur Vorbeugung und Behandlung von Mundtrockenheit hat Borasio (2011) eine hilfreiche Liste zusammengestellt (vgl. Kasten).

Vorbeugung und Behandlung der Mundtrockenheit (modifiziert nach Borasio, 2011)

- Vermeidung von Medikamenten, die die Schleimhaut austrocknen (z. B. einige Antidepressiva oder Parkinson-Medikamente)
- Mund- und Lippenpflege
- Künstlicher Speichel
- Vermeidung von Zitrone oder Glycerin
- Möglichst keine künstliche Sauerstoffzufuhr
- Eiswürfel
- Tropfenweise Einnahme von kleinen Flüssigkeitsmengen

Übelkeit und Erbrechen

Primär sollte, wenn möglich, die Ursache der Übelkeit angegangen werden. Eventuell können metabolische oder medikamentös induzierte Veränderungen korrigiert werden (z. B. Absetzen eines Medikaments) oder Obstruktionen im Gastrointestinaltrakt müssen interventionell aufgehoben werden. Manchmal ist eine Umstellung der Ernährung sinnvoll (z. B. mehr Mahlzeiten und dafür kleinere Portionen). Meistens ist Übelkeit jedoch durch verschiedene teilweise nicht klar festzustellende Prozesse bedingt und kann nur durch lindernde Medikamente behandelt werden (z. B. Metoclopramid, Domperidon oder niedrigdosiertes Haloperidol). Hierbei soll nicht lange zugewartet werden, da sich Übelkeit chronifizieren kann.

Verwirrtheit und Delir

Ursächliche Therapie

Im Zentrum der somatischen Therapie von Verwirrtheit und Delir steht normalerweise die Beseitigung von Ursachen und Risikofaktoren. Dies kann beispielsweise in der Behandlung einer Epilepsie mittels einer antiepileptischen Medikation bestehen oder im Ausgleichen einer Elektrolytstörung durch entsprechende Infusionslösungen.

Medikamentöse Symptombehandlung

Ist keine klare Ursache eruierbar oder kann die Ursache nicht behandelt werden, sollten die Symptome direkt behandelt werden. Dazu steht eine Palette von Medikamenten zur Verfügung. In erster Linie werden Haloperidol und andere Neuroleptika eingesetzt, in zweiter Linie Benzodiazepine, bei welchen aber Vorsicht geboten ist, da sie ein Delir auch verstärken können.

Nicht-medikamentöse Behandlung

Unabhängig von einer ursächlichen oder somatischen Therapie sind nicht-medikamentöse Maßnahmen bei jedem Delir eminent wichtig. Patienten brauchen eine klare zeitliche Strukturierung des Tages und einen regelmäßigen Tag-Nacht-Rhythmus. Oft ist eine Reizabschirmung sinnvoll, nicht zuletzt auch aufgrund der Selbst- und Fremdgefährdung. Hilfreich ist eine einfache Kommunikation mit kurzen und klaren Fragen. Zudem sind der Einbezug und die Beratung von Angehörigen ein wichtiger Teil der Delirbehandlung.

Verwirrtheit am Lebensende ist normal

Im letzten Abschnitt des Sterbeprozesses gehören Verwirrtheit und Delir häufig dazu und sind normal. Mit Ausnahme starker Angstzustände müssen die damit verbundenen Symptome jedoch nicht zwingend medikamentös behandelt werden. Bei Sterbenden stehen bei der Delirbehandlung deshalb die nicht medikamentösen, psychologischen Maßnahmen an erster Stelle.

4.3.2 Psychotherapeutische Interventionen bei Schmerzen, Depression und Ängsten

In der Onkologie und Palliativmedizin wurden in den letzten Jahrzehnten zunehmend Studien zur Reduktion der – breit definierten – psychischen Belastung von Sterbenskranken durchgeführt. Dabei wurden häufig gleichzeitig die Reduktion von Schmerzen, Depression und Angst angezielt. Erst in den letzten Jahren wurden die Schmerz- und die Depressions-/Angstreduktion getrennt betrachtet. Daneben gibt es auch Ansätze, um Anpassungsstörungen und die Suizidalität bei diesen Patienten zu therapieren (Jacobsen et al., 2008).

Schmerzen

Entspannungsverfahren

Die psychologische Schmerztherapie bietet eine Reihe von Methoden der Schmerzbewältigung, die auch in der Palliative Care eingesetzt werden können. Hierbei ist zu beachten, dass Tumorschmerzen besonders ausgeprägt sein können, wobei dann die medikamentöse Schmerztherapie (einschließlich hochdosierter Opioide) die Basisbehandlung darstellt. Entspannungsverfahren sind für Sterbenskranke mit Schmerzen in der Regel nicht ausreichend, außer bei persönlicher Vorkenntnis und Vorliebe (Eggebrecht & Falckenberg, 2011).

Kognitive Verhaltenstherapie

Wirksam eingesetzt werden können Kognitive Verhaltenstherapie mit dem Erkennen schmerzfördernder und dem Erarbeiten hilfreicher Gedanken (Kröner-Herwig, 2011), Imaginationsübungen, z. B. Fantasiereisen, Orte der inneren Kraft und achtsamkeits-/akzeptanzbasierte Methoden des Verzichts auf das Ankämpfen gegen den Schmerz und einer realistischen Auseinandersetzung mit dem Schmerz (Stanton et al., 2013).

Depression und Ängste

Depression und Ängste bei Krebspatienten

Bei Krebspatienten unterschiedlicher Erkrankungsphasen und Prognosen liegt umfangreiche Forschungsliteratur zur Psychotherapiewirksamkeit vor. Jacobsen et al. (2008, S. 221) fassten die Ergebnisse der Untersuchung dieser Einzel- bzw. Gruppentherapien wie in Tabelle 5 zusammen.

Tabelle 5: Evidenzbasierte Empfehlungen zum Einsatz psychosozialer Interventionen (modifiziert nach Jacobsen et al., 2008, S. 221)

Entspannungsverfahren, allein oder kombiniert mit nachfolgenden Interventionen	– Angst und Depression bei Patienten in der terminalen Phase: 1 RCT – Angst und Depression bei Patienten in Chemotherapie: 6 RCTs – Angst und Depression bei Patienten in Bestrahlungstherapie: 3 RCTs
Psychoedukation	– Angst und Depression bei Patienten in Chemotherapie: 2 RCTs
Supportive und supportiv-expressive (psychodynamische) Therapien	– Angst und Depression bei Patienten mit metastasierenden Tumoren: 3 RCTs – Angst und Depression bei Patienten in Chemotherapie: 1 RCT – Angst und Depression bei Patienten in Bestrahlungstherapie: 1 RCT
Verhaltenstherapie, Kognitive Verhaltenstherapie	– Depression bei Patienten mit metastasierenden Tumoren: 1 RCT – Depression bei Patienten in Chemotherapie: 1 RCT

Anmerkung: RCT = Randomisierte Kontrollgruppenstudie

Für Patienten mit anderen unheilbaren Erkrankungen liegt ein Review mit zehn Primärstudien (Entspannungsverfahren, supportive Therapie, kognitive Verhaltenstherapie, Problemlösungstherapie) vor (Akechi et al., 2008). Die Therapien wurden ambulant oder stationär im Einzel- oder Gruppensetting durchgeführt; ihre Dauer reichte von drei Stunden bis unbegrenzt (d. h. bis zum Lebensende). Insgesamt waren die Therapien wirksam, mit mittleren Effektstärken für Depressionen von 0,44, für Ängste von 0,68 und psychische Gesamtbelastung von 0,93. Subgruppenanalysen erbrachten keine Vorteile für eine bestimmte Therapieart und auch nicht für diejenigen Patienten mit einer diagnostizierbaren schweren depressiven Störung. Daraus lässt sich folgern, dass bei unheilbaren Erkrankungen kein Vollbild einer depressiven Störung vorliegen muss, um eine Verbesserung des psychischen Zustands zu erreichen.

Depression und Ängste bei anderen unheilbaren Erkrankungen

4.4 End-of-life Review

Wenn ein Mensch nur noch wenige Wochen oder Monate zu leben hat, kann ein therapeutischer Lebensrückblick in Kurzform zur Anwendung gebracht werden (Maercker & Forstmeier, 2013). Dabei geht es um das angeleitete Erinnern an bestimmte Lebensphasen und wichtige Erfahrungen. In seiner strukturierten Form unterscheidet sich der Lebensrückblick von der verwandten Biografie- bzw. Erinnerungsarbeit.

Therapeutischer Lebensrückblick

Kurzformen des Lebensrückblicks als „End-of-life Review“ setzten u. a. Ando und Kollegen (2010) ein. In vier Sitzungen mit einer Dauer von ein bis zwei Stunden wurden bei durchschnittlich 54-jährigen Aidspatienten folgende Lebensphasen besprochen (Forstmeier, 2013; vgl. hierzu auch die Karte „Themen eines Lebensrückblicks am Lebensende“ am Ende des Buches):

End-of-life Review

1. *Kindheit:* Fragen zu den Lebensumständen, zu Eltern, Geschwistern, Krankheiten, Verlusten, Religion und Selbstkontrollfähigkeit.
2. *Jugend:* Fragen zu Beziehungen zu Gleichaltrigen, zu Schule, Hobbys, intimen Beziehungen, sexuellen Aktivitäten, Selbstkontrolle, Familienbeziehungen, Interaktionen mit den Eltern und zur Atmosphäre zu Hause.
3. *Erwachsenenalter:* Fragen zu wichtigen Ereignissen, Selbstbild, Arbeit, sexuellen Aktivitäten, Beziehungen, Familie, Glauben, Verlusten, Krankheiten und der Erfahrung mit Aids zu leben.
4. *Integration:* Zusammenfassung und Bewertung des Lebens, Zusammenschau aller wichtigen Lebensereignisse, persönliche Errungenschaften, die Auswirkungen der Erkrankung auf das eigene Leben, die glücklichsten, unglücklichsten und stolzesten Momente im Leben, Lebenszufriedenheit, Ängste und Hoffnungen.

Terminale Krebspatienten wurden von Ando und Kollegen (2010) für zwei Sitzungen à 30 bis 60 Minuten behandelt. Aus den Antworten der ersten Sitzung gestaltet der Therapeut ein einfaches Album, indem er passende Fotos und Zeichnungen aus Büchern und Zeitschriften hinzufügt, um das Dokument schöner und wertvoller zu machen. In der zweiten Sitzung werden die Fragen differenziert und fortgeführt (vgl. Kasten). Außerdem vermittelt der Therapeut dem Patienten, dass sein Selbst von der Vergangenheit bis zur Gegenwart eine starke Einheit gewesen ist und wie er zu einem akzeptierbaren Abschluss seines Lebens kommen kann.

Standardfragen des End-of-Life-Reviews (nach Ando et al., 2010)

Standardfragen des End-of-life Reviews

- Was ist das Wichtigste in Ihrem Leben und warum?
- Was sind die lebhaftesten oder prägendsten Erinnerungen in Ihrem Leben?
- Welches Ereignis oder welche Person prägten Sie am meisten?
- Was ist die wichtigste Rolle, die Sie in Ihrem Leben eingenommen haben?
- Was war der stolzeste Moment in Ihrem Leben?
- Gibt es etwas, das Ihre Familie über Sie wissen sollte?
- Gibt es Dinge, die Sie ihnen erzählen wollen oder die sie in Erinnerung behalten sollen?
- Welche Ratschläge oder Worte der Orientierung haben Sie für die wichtigen Menschen in Ihrem Leben oder für die jüngere Generation?

Wirksamkeit

Die Wirksamkeit strukturierter Live-Reviews bei älteren Menschen ist durch Metaanalysen nachgewiesen, wobei ein Resultat die Depressionsminderung und ein anderes die Erhöhung von Zielgrößen wie Ich-Integrität und Lebenssinn waren (Maercker & Forstmeier, 2013).

4.5 Dignitätstherapie

Chochinov und Kollegen (2005) nannten ihren Ansatz Dignitäts- oder Würdetherapie (dignity therapy). Sie entwickelten sie aufgrund von Erfahrungen, dass es einen starken Zusammenhang zwischen dem Empfinden von Würde (vgl. Kap. 3.6) und dem Auftreten von Todeswünschen, Depressionen und Ängsten gibt (Forstmeier, 2013).

Merke: Sterben in Würde

Sterben in Würde

Das Ziel der Würdetherapie ist es, über Palliative Care im körperlichen Bereich hinaus, das Bedürfnis nach Sterben in Würde zu ermöglichen. Als Produkt entsteht ein Dokument, das die wichtigsten Abschnitte des Lebens beinhaltet und den Angehörigen und Bezugspersonen übergeben werden kann, ähnlich wie beim End-of-Life-Review.

Eine Würdetherapie läuft ab, indem eine Liste von Standardfragen vom Therapeuten vorgegeben wird (vgl. auch Karte „Leitfragen der Würdetherapie“ am Ende des Buches).

Standardfragen der Würdetherapie (nach Chochinov et al., 2005)

Standardfragen der Würdetherapie

- Erzählen Sie mir ein wenig über Ihre Lebensgeschichte, besonders die Teile, an die Sie sich am besten erinnern oder die Sie für die wichtigsten halten.
- Gibt es bestimmte Dinge, die Ihre Familie über Sie erfahren oder an die sie sich erinnern soll?
- Was waren Ihre wichtigsten Taten, worauf sind Sie besonders stolz?
- Gibt es bestimmte Dinge, die Sie Ihren Angehörigen noch sagen möchten, erstmals oder noch einmal?
- Was sind Ihre Hoffnungen und Wünsche für Ihre Liebsten?
- Was haben Sie über das Leben gelernt, das Sie anderen mitgeben möchten? Welchen Rat oder welche Lebensweisheiten möchten Sie gern weitergeben?
- Gibt es Worte/Botschaften, die Sie gern Ihrer Familie mitgeben wollen, oder sogar Anweisungen, die diesen helfen, sich auf die Zukunft vorzubereiten?
- Gibt es andere Dinge, die Ihnen während dieses Gesprächs/für das bleibende Dokument eingefallen sind und die Sie einfügen wollen?

Dokumentation und Edition

In ein bis drei Sitzungen, die 30 bis 60 Minuten dauern, werden diese Fragen besprochen, wobei diese natürlich modifiziert werden können. Der therapeutische Dialog wird auf Band aufgenommen und innerhalb von wenigen Tagen von einem Assistenten in einen narrativen Text transformiert, den der Therapeut anschließend editiert. Zum Editieren gehören die Beseitigung überflüssiger Worte, das Erstellen einer chronologischen Reihenfolge und das Markieren von Sätzen, die den Lesern Leid zufügen könnten und deswegen noch einmal besprochen werden sollten. Für den Textabschluss wird ein treffender Satz formuliert, z. B. „Das Leben war gut“ oder „Ich wünsche meiner Familie ein Leben in Zufriedenheit“. Das editierte Dokument wird dem Patienten vorgelegt und gegebenenfalls können noch ein paar Änderungen gemacht werden. Das entstandene Dokument wird dem Patienten in mehreren Kopien übergeben, sodass sie es ihren Angehörigen und Bezugspersonen weitergeben können.

Wirksamkeit

In mehreren klinischen Studien wurde gezeigt, dass diese Methode nicht nur in Bezug auf Depressions- und Angstreduktion wirksam ist (große statistische Effekte), sondern mehr noch für einen die Steigerung des Lebenssinns (Oh & Shin, 2014).

5 Entscheidungen

5.1 Häusliches Sterben und Sterben im Krankenhaus oder Hospiz

Sterbeorte

Wenn Menschen mit der Aussicht konfrontiert sind, bald zu sterben, will die Mehrheit von ihnen lieber zu Hause sterben, obwohl die meisten auch heute noch im Krankenhaus sterben. In Deutschland sterben weniger als 20 % der Menschen in ihrer vertrauten Umgebung, in der Schweiz und in Österreich um die 30 % (Broad et al., 2013). Ein Cochrane-Report (Gomes et al., 2013) überprüfte alle Studien, in denen zu Hause eine Palliativversorgung (in Deutschland „spezialisierte ambulante Palliativversorgung SAPV" genannt) angeboten wurde. Es wurden mehrere Outcome-Variablen untersucht, z. B. die Wahrscheinlichkeit zu Hause zu sterben, Beschwerden, familiäre Belastung und finanzielle Kosten. Auf der Basis von 23 Studien mit 38.000 Patienten in acht Ländern (keinem deutschsprachigen Land) wurde festgestellt, dass sich die Sterberate in einem definierten Zeitraum mehr als verdoppelt, wenn jemand mit einer fortgeschrittenen Erkrankung wieder nach Hause kommt. Dennoch wurde eine geringe Symptombelastung der Sterbenden festgestellt und die Belastung für pflegende Angehörige stieg nicht an, nachdem der Patient gestorben war. Die Kosten der Palliative Care zu Hause und im Krankhaus unterschieden sich nicht. Die Autoren schlussfolgern, dass Patienten, die zu Hause sterben möchten, häusliche Palliative Care angeboten werden sollte. Ein weiteres Review (Shepperd, Wee & Straus, 2011) trug internationale Studien zum Wohlbefinden im Vergleich von Hauspflege- und Krankenhausbedingungen zusammen. Es gab keine signifikanten Unterschiede im funktionellen, körperlichen, Wohlbefindens- und kognitiven Status. Aus beiden Reviews lässt sich schlussfolgern, dass es in möglichen Entscheidungssituationen gute Begründungen für ein Lebensende zu Hause gibt.

Evidenz für Palliative Care zu Hause

5.2 Selbstbestimmung und informierte Einwilligung bei therapeutischen Interventionen

Informierte Einwilligung

Die Berücksichtigung der Selbstbestimmung des Patienten beinhaltet, dass dieser umfassend und verständlich über die Durchführung, den Abbruch oder das Unterlassen von möglichen medizinischen oder psychologischen Maßnahmen informiert werden muss. Nach dieser umfassenden Information liegt die Entscheidung vollständig beim Patienten, vorausgesetzt, dieser ist einwilligungsfähig (vgl. Kap. 3.3) und trifft die Entscheidung aus freien Stücken. Dieses Vorgehen entspricht der informierten Einwilligung (informed consent; siehe z. B. Faden & Beauchamp, 1986).

Merke:

Obwohl die Entscheidungshoheit bei erhaltener Einwilligungsfähigkeit auf Seiten des Patienten liegt, werden die notwendigen Entscheidungsgrundlagen in der Regel im Betreuungsteam erarbeitet. Dabei sollte die resultierende Entscheidung möglichst von allen Beteiligten geteilt und mitgetragen werden können, was einer partizipativen Entscheidungsfindung (shared decison-making) entspricht. Wesentliche Beschlüsse werden schriftlich festgehalten, regelmäßig überprüft und allenfalls angepasst.

Partizipative Entscheidungsfindung

OPTION-Skala

Das im Folgenden präsentierte Vorgehen ist eine Modifikation der OPTION-Skala (observing patient involvement) von Elwyn et al. (2003) nach Möller und Schulz (2012). Es geht darum, optimale Rahmenbedingungen für eine partizipative Entscheidungsfindung zu schaffen (vgl. Kasten).

Die 12 Schritte der OPTION-Skala (modifiziert nach Möller & Schulz, 2012)

1. Ein Problem wird erkannt, welches einen Entscheidungsprozess verlangt.
2. Das Vorhandensein verschiedener Optionen wird betont.
3. Alle Optionen inklusive der Option, nichts zu tun, werden benannt.
4. Die Vor- und Nachteile aller Optionen werden erklärt.
5. Dem Patienten werden die Informationen in einer Art und Weise präsentiert, die der Patient bevorzugt (Worte, Zahlen, Zeichnungen).
6. Die Erwartungen des Patienten, wie ein Problem behandelt werden sollte, werden besprochen.
7. Die Sorgen und Ängste des Patienten bzgl. der weiteren Vorgehensweise werden besprochen.
8. Die Fachperson versichert sich, dass der Patient das Besprochene verstanden hat.
9. Der Patient erhält die Möglichkeit, Fragen zu stellen.
10. Das gewünschte Ausmaß des Einbezugs in die Entscheidungsfindung wird erfragt.
11. Dem Patienten wird die Möglichkeit angeboten, eine Entscheidung zu verschieben.
12. Es werden Vereinbarungen getroffen, die Entscheidung (oder den Aufschub) zu überprüfen.

5.3 Patientenverfügung und Advanced Care Planning

Für den Fall, dass es zu Einwilligungs*un*fähigkeit kommt, sollte möglichst eine Patientenverfügung vorliegen. Es ist für das Behandlungsteam verpflichtend, diese einzuhalten, wobei jedoch immer ein gewisser Ermessensspielraum aufgrund der verwendeten Formulierungen besteht (Trachsel, Mitchell & Biller-Andorno, 2013).

Formen der Patientenverfügung

Grundsätzlich gibt es zwei verschiedene Formen der Patientenverfügung:

- Die erste Form ist eine Patientenverfügung im weiteren Sinne, in der eine *gesetzliche Vertretungsperson* für den Fall der Einwilligungs*un*fähigkeit ernannt wird.
- Die zweite Form ist die Patientenverfügung im engeren Sinne, in der spezifische *Prinzipien*, *Einstellungen* oder konkrete *Handlungsanweisungen* für den Fall der Einwilligungs*un*fähigkeit und eines zukünftigen Krankheitszustands spezifiziert werden.

Ziele versus Maßnahmen

Merke: Ziel- vs. maßnahmenorientierte Patientenverfügung

In einer *zielorientierten Patientenverfügung* werden eher grundsätzliche Wünsche, Einstellungen oder Werte zum Ausdruck gebracht (z. B. „Im Fall eines Komas will ich nicht mit künstlichen Mitteln am Leben erhalten werden"). Solche zielorientierten Formulierungen lassen den behandelnden Fachpersonen und Angehörigen einen gewissen Spielraum bei der Entscheidungsfindung. Davon unterscheiden sich *maßnahmenorientierte Patientenverfügungen*, in denen detaillierte Aussagen zu ganz bestimmten Interventionsmöglichkeiten gemacht werden (z. B. „Im Fall einer bakteriellen Lungenentzündung will ich keinerlei antibiotische Behandlung erhalten"). Solche Maßnahmen orientierten Formulierungen lassen weniger Platz für Interpretationen. Sie verlangen zudem nach einer umfassenderen Informationsvermittlung vor der Abfassung einer Patientenverfügung.

Beispielsweise ist es für eine ältere Person eminent wichtig, über die Prognose einer kardiopulmonalen Reanimation nach einem Kreislaufstillstand Bescheid zu wissen, bevor sie sich in einer Patientenverfügung für oder gegen eine solche Maßnahme ausspricht.

Formale Anforderungen an eine Patientenverfügung

In den meisten Ländern und insbesondere auch in den deutschsprachigen wird für eine gültige Patientenverfügung die schriftliche Form verlangt. Zudem muss das Dokument die Unterschrift der volljährigen, verfassenden Person enthalten. Diese muss beim Verfassen der Verfügung einwilligungsfähig sein, darf unter keinerlei Druck oder Zwang stehen und muss hinsichtlich der vorausverfügten Entscheidung und den Alternativoptionen informiert sein. Die in einer Patientenverfügung ausgedrückten Wünsche müssen unabhängig von der Art und Schwere einer bestimmten Erkrankung berücksichtigt werden. Dabei besitzen die Patienten jedoch kein Anspruchsrecht, das heißt, sie haben beispielsweise nicht das Recht eine bestimmte Behandlung zu verlangen, speziell, wenn diese aus medizinischer oder psychologischer Sicht nicht als nützlich erachtet wird (futile treatments). Patienten haben dagegen das Recht, sich für oder gegen eine spezifische indizierte Behandlung auszusprechen (Trachsel, Mitchell & Biller-Andorno, 2013).

Divergenzen zwischen verfügten und aktuellen Wünschen

Patientenverfügungen haben primär den Zweck sicherzustellen, dass individuelle Patientenpräferenzen, die zu einem Zeitpunkt der Einwilligungsfähigkeit ausgedrückt werden, zu einem späteren Zeitpunkt immer noch berücksichtigt werden, an dem eine Person nicht mehr einwilligungsfähig ist. Idealerweise stimmen die in der Patientenverfügung festgehaltenen Wünsche mit den Wünschen überein, die zum Zeitpunkt der Einwilligungsunfähigkeit verbal oder nonverbal zum Ausdruck gebracht werden (Trachsel, Mitchell & Biller-Andorno, 2013). Leider ist dies nicht immer der Fall und die aktuell geäußerten Präferenzen stehen denjenigen in der Patientenverfügung zuweilen entgegen. In solchen Situationen kann die Umsetzung einer Patientenverfügung zu einer moralisch delikaten Sache werden (siehe z. B. Trachsel, Mitchell & Biller-Andorno, 2013). Es besteht keine Einigkeit darüber, welches ethische Prinzip in einem solchen Fall am höchsten gewichtet wird. Einige Autoren vertreten den Standpunkt, dass in Patientenverfügungen „kritische Interessen" hinsichtlich persönlicher Würde und Wohlbefinden ausgedrückt werden und dass die vorausverfügten Wünsche auch dann respektiert werden sollten, wenn diese mit aktuellem Erleben von Freude oder Schmerz in Konflikt stehen (z. B. Olick, 2001). Diese Haltung misst dem ethischen Prinzip des Respekts vor der Autonomie ein stärkeres Gewicht bei als anderen klassischen Prinzipien der medizinischen Ethik wie beispielsweise der Vermeidung von Schmerz („Nicht-Schaden") oder der Förderung von Wohlbefinden („Fürsorge" nach Beauchamp & Childress, 2001).

Moralische Überlegung zur Umsetzung

Rechtliche Probleme bei der Umsetzung

Neben moralischen Erwägungen, welche die Umsetzung von Patientenverfügungen beeinflussen, gibt es formale, rechtliche Gründe, die gegen eine Umsetzung sprechen oder diese erschweren. Gewisse Wünsche in Patientenverfügungen sind aufgrund geltenden Rechts nicht umsetzbar, beispielsweise der Wunsch nach aktiver Sterbehilfe ab einem gewissen Schweregrad einer Erkrankung. Gegen die Umsetzung einer Patientenverfügung spricht außerdem, wenn die Verfügung nicht aufgrund des freien Willens des Patienten zustande gekommen ist und der Patient zum Beispiel durch Drittpersonen unter Druck gesetzt wurde. Anderen Wünschen wiederum kann nicht entsprochen werden, da Patienten beim Verfassen der Patientenverfügung nicht einwilligungsfähig waren.

Advance Care Planning

Ein verwandtes Konzept ist das Advance Care Planning. Dabei handelt es sich um eine umfassende Versorgungsplanung, in der Patienten ihre Ziele für ihre zukünftige Gesundheitsversorgung festhalten können. Darin werden beispielswiese eigene Werthaltungen zum Ausdruck gebracht oder Vertrauenspersonen benannt. Advance Care Planning enthält als Element oft auch eine Patientenverfügung im engeren Sinn (Sudore & Fried, 2010).

Empirische Evidenz des Advance Care Planning

In einer randomisierten kontrollierten BMJ-Studie mit 309 über 80-jährigen Patienten konnte gezeigt werden, dass Advance Care Planning die Zufriedenheit der Patienten und ihrer Angehörigen in Bezug auf die Betreuung am Lebensende erhöhte und dass es nach dem Tod der Patienten bei den Angehörigen zu weniger Stress, Angst und Depressivität kam (Detering, Hancock, Reade & Silvester, 2010).

6 Begleitung von und Kommunikation mit Sterbenden

Im abschließenden Kapitel werden einzelne Themen der direkten Interaktion zwischen sterbenden Patienten und Psychologen/Psychotherapeuten dargestellt. Hierbei wird u. a. auf Hinweise für die Gesprächsführung mit Patienten und Angehörigen sowie die Bewältigung der eigenen Betroffenheit eingegangen.

In den vorausgehenden Kapiteln dieses Buches wurden psychische und körperliche Zustände und Probleme von Sterbenskranken beschrieben, die in der Kommunikation eine Rolle spielen (z. B. Angst, Depression, Verleugnung, Einsamkeit, Schmerzen, Verwirrtheit). Es wurden existenzielle Themen (vgl. Kap. 2.3) beschrieben, die die ganz besondere Situation der Sterbenden charakterisieren und für deren Thematisierung im Gespräch bisher nur wenige psychologische Ansätze vorliegen.

6.1 Gesprächsführung

Für die Überbringung unangenehmer Nachrichten, wie dem Übermitteln einer infausten Diagnose oder eines negativ verlaufenen Behandlungsversuchs, wurde das sogenannte SPIKES-Protokoll entwickelt (Baile et al., 1999; vgl. Tab. 6 und Karte „SPIKES-Schema zum Überbringen unangenehmer Nachrichten" am Ende des Buches) und entsprechende Kursmaterialien bereitgestellt (z. B. Schilling & Mehnert, 2014).

Umgang mit typischen Patientenreaktionen

Beim Überbringen dieser Nachrichten kann es zu typischen Patientenreaktionen kommen, für die Schilling und Mehnert (2014) folgende Einlassungen empfehlen:

- *Bei Stille/Sprachlosigkeit:* „Was geht Ihnen gerade durch den Kopf?"
- *Bei Wut/Aggressivität:* „Ich kann verstehen, dass Sie jetzt wütend sind."
- *Bei Trauer/Weinen:* „Es ist verständlich, dass Ihnen zum Weinen zumute ist."

Tabelle 6: SPIKES-Schema zum Überbringens unangenehmer Nachrichten (nach Baile et al., 1999)

SPIKES-Protokoll

Situation *(**S**etting)*	Planung des Gesprächs: Zeit, Ort, Raumgestaltung, Teilnehmer.
Patientenwissen *(**P**erception)*	Wissensstand des Patienten in Hinblick auf seine Erkrankung berücksichtigen.
Informationsbedarf *(**I**nvitation)*	Bedürfnis des Patienten nach Aufklärung einschätzen.
Kenntnisvermittlung *(**K**nowledge)*	Sprache, Tempo und Dichte von Informationen an den Patienten anpassen.
Empathie	Emotionale Reaktionen des Patienten erfassen und durch empathisches Reagieren auf sie eingehen.
Strategie *(**S**trategy and Summary)*	Konsequenzen und Alternativen für die Zukunft besprechen und Gespräch zusammenfassen.

Vor einer zu schematischen Anwendung des SPIKES-Protokolls warnen Seifart und Kollegen (2014). Sie beschrieben, dass dieses Schema viele Bedürfnisse der Patienten nicht ausreichend berücksichtigt, z. B. fehlen die Rückversicherung, ob die Patienten die Aussagen verstanden haben, die deutliche Nennung und Erklärung der Diagnose, genug Zeit für Fragen und die Vermittlung des Gefühls, dass die gewählte Behandlung die beste ist.

Aktives Zuhören

Für allgemeine Gesprächssituationen ist das Konzept des „Aktiven Zuhörens" besonders geeignet, das aus der humanistischen Psychologie stammt (Rogers, 2001). Es legt besonderen Wert auf die Begegnung und schließt die emotionale Ebene und nonverbale Äußerungen mit ein. Es grenzt sich vom in der Psychotherapie gebräuchlichen Paraphrasieren ab, bei dem der kognitive Anteil der aufgenommenen Botschaft zurückgespiegelt wird. Die drei Axiome des Aktiven Zuhörens sind empathische und offene Grundhaltung, authentisches und kongruentes (gleichartiges) Auftreten sowie positive Beachtung und Akzeptanz der anderen Person. Die eigene Meinung, einschließlich der fachlichen Überzeugungen, treten in diesem Ansatz in den Hintergrund, wodurch dem Patienten Raum gegeben wird.

Axiome des Aktiven Zuhörens

Auf Klagen über den derzeitigen Zustand oder Leidensäußerungen des Patienten wird dabei wie folgt reagiert:

- Kurze bestätigende Äußerungen oder Nachfragen ohne Überflüssiges zu sagen („Mehr zuhören, weniger reden").
- Die Gefühle des Patienten benennen und ihm Raum für weitere Ausführungen dazu geben.
- Nonverbale Kommunikation: Hinwendung des Oberkörpers und des Kopfes sowie passende Mimik, Augenkontakt, Nicken.
- Geduld, d. h. den Patienten nicht unterbrechen sondern ausreden lassen.

Ratschläge geben und Alternativen benennen gehören nicht zu diesem Ansatz und sind in vielen Situationen bei Sterbenskranken unangemessen.

Um mit dem Sterbenden den Gesprächsfluss zu erleichtern, können ablenkende oder sogar belanglose Themen gewählt werden; dies möglicherweise auch als „Umwege" zu schwierigeren Gesprächsinhalten. Dazu können gemeinsame Interessenbereiche gehören, z. B. Reiseerfahrungen, Familie, Hobbys, Sport oder Zeitgeschichtliches. Bei Patienten mit Schwierigkeiten, Gefühle wahrzunehmen und auszudrücken, können Hobbys bzw. künstlerische, musikalische oder literarische Bezüge als Einstieg geeignet sein (Müller-Busch, 2015).

6.1.1 Umgang mit Fragen zur verbleibenden Lebenserwartung

Die meisten Betroffenen wissen oder spüren, dass sie eine unheilbare Erkrankung haben. Offen ist, ob sie ihr Wissen mitteilen, wem sie sich anvertrauen und wann bzw. wie sie dies tun (Engelke, 2012; Müller-Busch, 2015). In Kapitel 4 wurde über die empirischen Belege berichtet, dass eine explizite Thematisierung des nahenden Lebensendes positive Folgen hat.

Unausgesprochene Fragen thematisieren

Das Eingehen auf im Raum stehende, oft unausgesprochene Fragen über die verbleibende Zeit ist ein wichtiger Bestandteil der Gesprächsgestaltung. Patienten erleben im Kontakt mit somatischen Medizinern – trotz deren zunehmender palliativmedizinischer Schulung – manchmal Schwierigkeiten der Kommunikation hinsichtlich der verbleibenden Lebenszeit, die sich hinter Diagnosen und Therapieverordnungen verbergen und die Sterbenskranke extrem belasten können. Hier können gesprächsführungserfahrene Fachpersonen vermittelnd aktiv werden. Dem Patient sollte dabei das Gefühl vermittelt werden, dass er mit belastenden Informationen nicht allein gelassen wird und in der Folgezeit Unterstützung für seine Probleme erhalten wird. Hilfreich ist eine Aussage wie:

> Eine Heilung ist nicht möglich, aber Sie und wir können uns bemühen, dass Sie so viel wie möglich an Lebensqualität haben. Was wäre jetzt besonders wichtig für Sie?

Zeitempfinden

Wenn ein Betroffener realisiert, dass er lebensbedrohlich erkrankt ist, ändern sich Zeitvorstellungen und Zeitempfinden (Engelke, 2012; Herschbach & Heußner, 2008). Ärztliche Prognosen über Krankheitsverläufe müssen immer mit großer Unsicherheit über den voraussichtlichen Zeitrahmen gemacht werden.

Unfinished business

Von den Betroffenen werden manchmal Aufgaben für die eigene Zukunft genannt, die sie noch erledigen wollen („unfinished business"). Diese können umfassen:

- Wo möchte ich sterben?
- Welche Menschen möchte ich dann um mich haben, wen möchte ich vorher noch einmal sehen, um mich zu verabschieden?
- Wem möchte ich etwas aufschreiben?
- Wie und wo wünsche ich mir meine Bestattung?

Einige Betroffene äußern Hoffnungen auf die Verwirklichung individueller Wünsche, z. B. von Reisen an besondere Orte. Patienten können darin unterstützt werden, ihre Vorhaben zu verwirklichen, wobei diese manchmal den Gegebenheiten angepasst werden müssen.

6.1.2 Hoffnungsäußerungen von Patienten

Viele Patienten denken „zweigleisig“: Einerseits zeigen sie, dass sie der Realität ihrer Situation gewachsen sind, andererseits geben sie sich im nächsten Moment Hoffnungen hin und äußern Fantasien oder ungerechtfertigten Optimismus (Woodhouse, 2014). Beim professionellen Umgang mit problematischen Hoffnung kann man sich als Gesprächspartner selbst fragen „Problematisch für wen?“ und „Weshalb?“ – um zu relativieren, dass der Realismus nicht der höchste Wert ist. Es gilt: „Nicht alles, was ist, muss gesagt werden, aber alles, was gesagt wird, muss wahr sein“ (Müller-Busch, 2015, S. 371).

Realismus relativieren

Eine Rückführung auf den Realismus kann aber geboten sein, wenn eine Krankenhaus-, Pflegeheim- oder Hospizeinweisung ansteht, insbesondere weil pflegende Angehörige überfordert sind. Das Richtigstellen von Hoffnungen sollte respektvoll, vorsichtig und in handlichen Portionen kommuniziert werden, um den Betroffenen Zeit zu geben, damit sie das Gesagte überdenken und verarbeiten können. Dennoch kann das Entgegnen auf Hoffnungen starke emotionale Reaktionen wie Depressionen und Wut auslösen, auf die reagiert werden muss, z. B. mit mehr Zuwendung und emotionaler Deeskalation. Dabei kann der Patient zu einer Reorientierung ermutigt werden und ihm das Gefühl von Wertschätzung und Sinnhaftigkeit vermittelt werden.

6.1.3 Auf Sterbewünsche des Patienten reagieren

Suizidalität in dieser Lebensphase äußert sich in Sätzen wie „Lasst mich sterben“. Aus Hoffnungslosigkeit über ihre aussichtslose Lage möchten Sterbenskranke sich suizidieren oder töten lassen. Dies kann wiederholt in massiver Weise ausgedrückt werden. Häufig kommt es allerdings vor, dass der Todeswunsch unvorhergesehen wechselnd und instabil ist.

Eine sterbenskranke Patientin, die durch Infusionen parenteral ernährt wird, äußert den Wunsch, bald sterben zu dürfen. Sie bedauert es, dass ihr dabei keiner „helfen“ kann.

> Als sie das nächste Mal den Sterbewunsch thematisiert, wird ihr von einer ehrenamtlichen Begleiterin vorgeschlagen: „Dann könnte man auf die Infusion verzichten und abmachen." Die Patientin schaut entsetzt und sagt: „Aber dann sterbe ich ja!" (Dietrich, 2014, S. 26/27)

Von professioneller Seite wird auf Sterbenswünsche oder -bitten in dieser Lebensphase meist kaum reagiert oder diese werden sogar ignoriert (Engelke, 2012). Problematisch sind

- sich auf die Gesetzeslage des Verbots bzw. der Bedingungen für assistierten Suizid (vgl. Kap. 1.2.2) zurückzuziehen;
- ein (Anti-)Suizidvertrag in dieser Lebensphase.

Angemessener Umgang mit Sterbewünschen

Wird der Suizidwunsch aber nicht aufgegriffen, dann bleibt der Sterbenskranke in seiner Niedergeschlagenheit allein. Ziel eines Gesprächs sollte deshalb sein, die subjektive Notsituation zu akzeptieren. Zudem können suizidgefährdete Sterbenskranke ermutigt werden, ihre Suizidfantasien mitzuteilen („Wie stellen Sie sich Ihren Suizid vor?"). Der Patient kann dann erzählen und erlebt dabei, dass jemand ihm zuhört, seine Gedanken ernst nimmt und ihn nicht verurteilt. Darüber hinaus kann bei vermuteter Suizidalität durch die Aussage „Ich habe den Eindruck, dass Sie nicht mehr leben wollen" ein Gespräch begonnen werden, das der suizidalen Einengung entgegen wirkt (Engelke, 2012, S. 333).

Offen bleibt, wie weit es gelingen kann, jemanden daran zu hindern, sich zu suizidieren. Im günstigen Fall kann es gelingen, mit dem suizidgefährdeten Sterbenskranken zusammen eine Alternative zu seinem Wunsch, sich zu suizidieren, zu finden und zu verwirklichen.

6.2 Aspekte im Umgang mit Sterbenden

Spürbarer Verfall

Unangenehme Gerüche

Einige Krebserkrankungen und eine Reihe physiologischer Nekrose-Prozesse gehen mit starken Geruchsentwicklungen und körperlichen Entstellungen einher. Zudem können Urin- und Kotgeruch vorhanden sein. Solche Gerüche erzeugen Ekelgefühle und erschweren die Begleitung Sterbender. Wer betroffene Sterbenskranke besucht, ist dann vor allem mit den belastenden Gerüchen und Bildern und seinen eigenen aversiven Reaktionen darauf beschäftigt.

Es kann Sterbenskranke erleichtern, wenn Begleiter und Angehörige offen und achtsam aussprechen, wie schwierig der Geruch für sie ist und dass er noch widerlicher für den Sterbenskranken sein muss (Engelke, 2012, S. 329).

Generell kann es in Momenten aversiver Wahrnehmungen günstig sein, Ablenkungsmöglichkeiten oder Humor einzusetzen. Humor hat etwas Entlastendes. Auch die Sterbenskranken selbst sind dazu manchmal spontan in der Lage oder bereit, diesen aufzugreifen.

Rückzug des Patienten

Im terminalen Zustand kann es willentlich oder unwillentlich zur Abwendung des Patienten von Begleitern und Angehörigen kommen. Willentlicher Rückzug wurde interpretiert als Befürchtung vor (vermeintlicher) Bloßstellung als hilfloser, oft spärlich bekleideter Pflegefall sowie als Ausweichen davor, sich nicht schämen zu müssen (Müller-Busch, 2015). Demnach ist das Sich-Zurückziehen für manche Sterbende ein wichtiges Mittel, sich dieser körperbezogenen Scham zu entziehen und die persönliche Autonomie aufrechtzuerhalten. Weitere Ursachen für den Rückzug sind Erschöpfung, Müdigkeit und Schmerzen (vgl. Kap. 1.3.5).

Rückzug aus Scham, Erschöpfung oder Schmerzen

Verschiedene Formen von Verwirrtheit und Delir können als unwillkürliche Formen des Rückzugs der Patienten von Bezugspersonen gewertet werden (vgl. Kap. 1.3.5). Bei erhaltenem, aber eingeschränktem Bewusstsein mit Orientierungs- und Wahrnehmungsstörungen können Kommunikationstechniken der Validierung wie bei Demenzen eingesetzt werden. Bei getrübtem Bewusstsein und eingeschränkter Ansprechbarkeit ist oft die direkte verbale Verständigung nicht möglich, sondern es muss bei nonverbaler bzw. taktiler Kommunikation bleiben, um angstreduzierend und beruhigend zu wirken. Im terminalen Stadium werden Delir und Verwirrtheit meist nicht mehr medikamentös behandelt. Häufig bleiben daher die Angehörigen mit der verwirrten, pflegebedürftigen Person allein, was bei ihnen Stress, Angst und Unsicherheit auslöst.

Verwirrtheit und Delir

6.3 Unterstützung von Angehörigen

Angehörige spielen eine wichtige Rolle in allen Phasen des Lebensendes und Sterbens. Ihre Reaktionen bestimmen wesentlich den jeweiligen Verlauf mit (vgl. Kap. 1.6). In der Psychoonkologie und Palliative Care sind sie Teil der Behandlungseinheit und haben damit eine besondere Stellung. Sie sind in doppelter Rolle einbezogen: Einerseits führen sie primäre Aufgaben der Pflege und Begleitung durch, andererseits sind sie selbst Betroffene, die auf professionelle Begleitung angewiesen sein können.

Angehörige als Teil der Behandlungseinheit

Folgende Aufgaben gehören zur längerfristigen Unterstützung von Angehörigen (Brandstätter & Fischinger, 2012, S. 42):

Aufgaben der Angehörigen

- Angehörige von Anfang an in den Prozess einbeziehen: Viele Patienten sind froh, wenn Angehörige Informationen „aus erster Hand" erfahren.
- Klar kommunizieren, dass Angehörige mit zur Behandlungseinheit gehören und ihre Informationsbedürfnisse erfragen.
- Anerkennen, dass die Situation eine große Belastung darstellt und Wertschätzung für die Rolle als Angehörige geben.
- Nach eigenen Ausgleichs- und Erholungsmöglichkeiten fragen: Anregen, eigene Bedürfnisse wahrzunehmen und als legitim anzuerkennen.
- Individualitäten und Ambivalenzen berücksichtigen.

Ambivalenzen Angehöriger

Zu den Ambivalenzen kann gehören, dass Angehörige nicht verkraften, dass ihr sterbender Angehöriger mit medizinischem Aufwand am Leben erhalten wird und sie das „Ende dieser Qual" wünschen. Widersprüchliche Gefühle und Einstellungen können die Angehörigen stark belasten. Sie erleben sich selbst bzw. handeln teilweise so, als ob der Sterbenskranke bereits tot wäre, obwohl dieser noch lebt. Bei diesbezüglichen Schuldgefühlen können sie dadurch entlastet werden, dass man ihre antizipative Trauer thematisiert und anerkennt (vgl. Kap. 1.6).

In Situationen, in denen es den Angehörigen besonders schwerfällt, negative Nachrichten zu verarbeiten, kann man ihnen vorschlagen, sich in die Gefühlslage des Patienten zu versetzen. Daraufhin wird häufig der Wunsch nach mehr Informationen geäußert, was eine Bewältigung erleichtert.

6.4 Ausbildung, Selbstfürsorge und persönliches Wachstum in der Sterbebegleitung

Lebensende-Kompetenz

Merke:

Psychologen und Psychotherapeuten, die sich auf die Begleitung von Patienten am Lebensende einlassen wollen, bedürfen einer spezifischen „Lebensende-Kompetenz", die gute Kommunikationsfähigkeiten in schwierigen Situationen und darüber hinaus eine Reflexion und Kontemplation über existenzielle Grenzsituationen einschließt (vgl. Kap. 2.3). Dazu gehört, die Grenzen des eigenen Handelns akzeptieren zu können, aber auch die Belastungen, die durch das Ausmaß an Verzweiflung und Leiden der Patienten und ihrer Angehörigen ausgelöst werden. Dazu kommt das Akzeptieren, dass Sterbenskranke ihr Sterben häufig selbst nicht akzeptieren können.

Wertschätzung

Eine Studie in Deutschland zur Einbettung von Psychotherapie in der Palliativversorgung (Vogel, 2011) nennt weitere Erschwernisse: Nur 40 % der Befragten fühlten ihre Arbeit hoch bis sehr hoch wertgeschätzt. Lediglich

34 % empfanden ihre psychotherapeutische Vorausbildung als sehr gut oder ausreichend gut für die Arbeit mit Sterbenskranken, d. h. die Mehrzahl fühlt sich nicht gut genug vorbereitet.

Ausbildung

Eine berufliche Überforderung durch die Arbeitssituation kann mit Vorbehalten als Burnout bezeichnet werden, das sich schleichend entwickeln kann. Vogel (2011) sah Indikatoren dafür bei 7 % der Psychologen in der Palliative Care. Eine fundierte Übersicht über Maßnahmen der Selbstfürsorge gegen Burnout bei Palliativmedizinern gaben Kearney et al. (2009) (vgl. Kasten).

Burnout-Risiko

Selbstfürsorge

Möglichkeiten der Selbstfürsorge für Therapeuten (Kearney et al., 2009, S. 1159)

- Achtsamkeitsmeditation
- Reflektierendes Schreiben
- Adäquate Supervision und Mentoring
- Verträgliches Arbeitspensum
- Stärkung des Gefühls von Wahlfreiheit und Kontrolle
- Angemessene Anerkennung und Honorierung
- Rückhalt in der Arbeitsumwelt
- Förderung von Fairness am Arbeitsplatz
- Training der Kommunikationsfertigkeiten
- Entwicklung von vertiefter Selbsterkenntnis
- Praktizieren aktiver Selbstfürsorge
- Fortlaufend Weiterbildungen besuchen
- An Forschungsprojekten teilnehmen
- Team-Ausbildung in achtsamkeitsbasierter Stressreduktion
- Sinn-zentrierte Interventionen für das Team

Für die Wirkung der ersten beiden Maßnahmen, Achtsamkeitsmeditation und reflektierendes Schreiben liegt eine gute Evidenzbasis vor (siehe Kearney et al., 2009).

Selbstreflexion und posttraumatische Reifung

Die Selbstreflexion für Psychologen schließt auch die Möglichkeit ein, sich selbst als bereichert und gereift wahrzunehmen. Das Konzept der „posttraumatischen Reifung“ aus der Psychotraumatologie (Maercker & Langner, 2001) beschreibt durch existenzielle Konfrontationen ausgelöste positive Veränderungen in der Wertschätzung des eigenen Lebens, dem Bewusstwerden eigener Stärken, persönlichen Beziehungen, Entdeckung neuer Möglichkeiten und gegebenenfalls einer spirituellen Orientierung. Diese möglichen Veränderungen können durch das Zeuge-Sein des „guten Sterbens“ von Patienten (vgl. Kap. 1.4) oder direkte eigene Bewältigungserfahrungen ausgelöst werden. Wenn in der Befragung von Vogel (2011) zwei Drittel der Psychologen in diesem Arbeitsgebiet eine hohe bis sehr hohe Arbeitszufriedenheit angegeben haben, dann ist das auch ein Hinweis darauf, dass man aus der praktischen Konfrontation mit den Themen Tod und Sterben viel Befriedigung ziehen kann.

7 Weiterführende Literatur

Fachliteratur

Borasio, G. D. (2011). *Über das Sterben. Was wir wissen. Was wir tun können. Wie wir uns darauf einstellen*. München: C. H. Beck.

Borasio, G. D. (2014). *Selbst bestimmt sterben. Was es bedeutet. Was uns daran hindert. Wie wir es erreichen können*. München: C. H. Beck.

de Ridder, M. (2011). *Wie wollen wir sterben? Ein ärztliches Plädoyer für eine neue Sterbekultur in Zeiten der Hochleistungsmedizin*. München: Pantheon.

Müller-Busch, H. C. (2012). *Abschied braucht Zeit. Palliativmedizin und Ethik des Sterbens*. Berlin: Suhrkamp.

Noyon, A. & Heidenreich, T. (2012). *Existenzielle Perspektiven in Psychotherapie und Beratung*. Weinheim: Beltz.

Saunders, C. M., & Baines, M. (1989). *Living with dying: the management of terminal disease*. Oxford: Oxford University Press.

Vetter, P. (2009). *Selbstbestimmung am Lebensende: Patientenverfügung und Vorsorgevollmacht*. Stuttgart: Boorberg.

Yalom, I. D. (2010). *Existentielle Psychotherapie* (5., korrigierte Aufl.). Bergisch Gladbach: Edition Humanistische Psychologie – Verlag Andreas Kohlhage.

Wittkowski, J. (2003). *Sterben, Tod und Trauer.* Stuttgart: Kohlhammer.

Literatur und Ratgeber für Patienten

Albom, M. (2002). *Dienstags bei Morrie. Die Lehre eines Lebens*. München: Goldmann.

Lamp, I. (2012). *Hospiz & Co: So finden Sie die beste Betreuung am Lebensende*. München: Reinhard.

Steinhauser, L. (2002). *Living in the light of death. On the art of being truly alive*. Boston: Shambala.

Vetter, P. (2009). *Meine Patientenverfügung*. Stuttgart: Boorberg.

Flüe, K. von (2011). *Letzte Dinge: Fürs Lebensende vorsorgen – mit Todesfällen umgehen*. Zürich: Beobachter-Edition.

Yalom, I. D. (2008). *In die Sonne schauen. Wie man die Angst vor dem Tod überwindet*. München: btb.

Literatur und Ratgeber für Angehörige

Dobrick, B. (2010). *Vom Lieben und Sterben: Konflikte, Nöte und Hoffnungen Angehöriger.* Freiburg: Kreuz-Verlag.

Friesel, B., Pohl, D., Gehrling, D. & Friege, H. (2005). *Ein Lebensende in Würde: Ratgeber für Sterbebegleitung und Trauerfall.* Düsseldorf: Verbraucherzentrale NRW.

Lamp, I. (2012). *Hospiz & Co: So finden Sie die beste Betreuung am Lebensende.* München: Reinhard.

Pausch, R. (2008). *Last Lecture – Die Lehren meines Lebens.* Bielefeld: Bertelsmann.

Terzani, T. (2007). *Das Ende ist mein Anfang.* München: Goldmann.

Flüe, K. von (2011). *Letzte Dinge: Fürs Lebensende vorsorgen – mit Todesfällen umgehen.* Zürich: Beobachter-Edition.

Yalom, I. D. (2000). *Die Reise mit Paula.* München: btb.

8 Literatur

Abernethy, A. P., McDonald, C. F., Frith, P. A., Clark, K., Herndon, J. E., Marcello, J. et al. (2010). Effect of palliative oxygen versus room air in relief of breathlessness in patients with refractory dyspnoea: A double-blind, randomised controlled trial. *The Lancet, 376* (9743), 784–793.

Albom, M. (2002). *Dienstags bei Morrie. Die Lehre eines Lebens.* München: Goldmann.

Akechi, T., Okuyama, T., Onishi, J., Morita, T. & Furukawa, T. A. (2008). Psychotherapy for depression among incurable cancer patients. *Cochrane Database System Review, 2,* CD005537. http://doi.org/10.1002/14651858.CD005537.pub2

Akechi, T., Okuyama, T., Sugawara, Y., Shima, Y., Furukawa, T. A. & Uchitomi, Y. (2006). Screening for depression in terminally ill cancer patients in Japan. *Journal of Pain and Symptom Management, 31* (1), 5–12. http://doi.org/10.1016/j.jpainsymman.2005.05.016

Ando, M., Morita, T., Akechi, T. & Okamoto, T. (2010). Efficacy of short-term life-review interviews on the spiritual well-being of terminally ill cancer patients. *Journal of Pain and Symptom Management, 39* (6), 993–1002. http://doi.org/10.1016/j.jpainsymman.2009.11.320

Antoni, M. H., Lehman, J. M., Kilbourn, K. M., Boyers, A. E., Culver, J. L., Alferi, S. M. et al. (2001). Cognitive-behavioral stress management intervention decreases the prevalence of depression and enhances benefit finding among women under treatment for early-stage breast cancer. *Health Psychology, 20* (1), 20–32.

Ardelt, M. (2008). Wisdom, religiosity, purpose in life, and death attitudes of aging adults. In A. Tomer, G. F. Eliason & P. T. P. Wong (Eds.), *Existential and spiritual issues in death attitudes* (pp. 139–158). Mahwah, NJ: Erlbaum.

Arroll, B., Goodyear-Smith, F., Crengle, S., Gunn, J., Kerse, N., Fishman, T. et al. (2010). Validation of PHQ-2 and PHQ-9 to screen for major depression in the primary care population. *Annals of Family Medicine, 8* (4), 348–353. http://doi.org/10.1370/afm.1139

Astrow, A. B., Wexler, A., Texeira, K., He, M. K. & Sulmasy, D. P. (2007). Is failure to meet spiritual needs associated with cancer patients' perceptions of quality of care and their satisfaction with care? *Journal of Clinical Oncology, 25* (36), 5753–5757.

Athappilly, G.K., Greyson, B. & Stevenson, I. (2006). Do prevailing societal models influence reports of near-death experiences? A comparison of accounts reported before and after 1975. *Journal of Nervous and Mental Disease, 194* (3), 218–222. http://doi.org/10.1097/01.nmd.0000202513.65079.1e

Baile, W.F., Kudelka, A.P., Beale, E.A., Glober, G.A., Myers, E.G., Greisinger, A.J. et al. (1999). Communication skills training in oncology: Description and preliminary outcomes of workshops on breaking bad news and managing patient reactions to illness. *Cancer, 86* (5), 887–897.

Baltes, M.M. & Carstensen, L.L. (1996). Gutes Leben im Alter: Überlegungen zu einem prozessorientierten Metamodell erfolgreichen Alterns. *Psychologische Rundschau, 47,* 199–215.

Barnett, K., Mercer, S.W., Norbury, M., Watt, G., Wyke, S. & Guthrie, B. (2012). Epidemiology of multimorbidity and implications for health care, research, and medical education: a cross-sectional study. *Lancet, 380* (9836), 37–43.

Bausewein, C. & Rémi, C. (2012). Grundlagen des Symptommanagements. In M.W. Schnell & C. Schulz (Hrsg.), *Basiswissen Palliativmedizin* (S. 40–49). Berlin: Springer.

Beauchamp, T.L. & Childress, J.F. (2001). *Principles of Biomedical Ethics* (5th Ed.). New York: Oxford University Press.

Becker, P. (1989). *Der Trierer Persönlichkeitsfragebogen. TPF*. Göttingen: Hogrefe.

Block, S.D. (2001). Perspectives on care at the close of life. Psychological considerations, growth, and transcendence at the end of life: The art of the possible. *Journal of the American Medical Association, 285* (22), 2898–2905.

Böhm, K., Tesch-Römer, C. & Ziese, T. (2009). *Gesundheit und Krankheit im Alter. Gesundheitsberichterstattung des Bundes*. Berlin: Robert Koch Institut.

Borasio, G.D. (2011). *Über das Sterben. Was wir wissen. Was wir tun können. Wie wir uns darauf einstellen*. München: C.H. Beck.

Borasio, G.D. (2014). *Selbst bestimmt sterben. Was es bedeutet. Was uns daran hindert. Wie wir es erreichen können*. München: C.H. Beck.

Bottomley, A. (1998). Depression in cancer patients: A literature review. *European Journal of Cancer Care, 7,* 181–191. http://doi.org/10.1046/j.1365-2354.1998.00100.x

Brandstätter, M. & Fischinger, E. (2012). Angehörige in der Palliativversorgung. In M. Fegg, J. Gramm & M. Pestinger (Hrsg.), *Psychologie und Palliative Care* (S. 38–47). Stuttgart: Kohlhammer.

Broad, J.B., Gott, M., Kim, H., Boyd, M., Chen, H. & Connolly, M.J. (2013). Where do people die? An international comparison of the percentage of deaths occurring in hospital and residential aged care settings. *International Journal of Public Health, 58* (2), 257–267.

Burke, B., Martens, A. & Faucher, E.H. (2010). Two decades of terror management theory: A meta-analysis of mortality salience research. *Personality and Social Psychology Review, 14,* 155–195. http://doi.org/10.1177/1088868309352321

Calman, K.C. (1984). Quality of life in cancer patients – a hypothesis. *Journal of Medical Ethics, 10,* 124–127. http://doi.org/10.1136/jme.10.3.124

Camus, A. (1942/2007). *Der Mythos des Sisyphos.* Reinkek bei Hamburg: Rowohlt.

Candy, B., Jones, L., Varagunam, M., Speck, P., Tookman, A. & King, M. (2012). Spiritual and religious interventions for well-being of adults in the terminal phase of disease. *Cochrane Database System Review, 5,* CD007544. http://doi.org/10.1002/14651858.CD007544.pub2

Cherny, N.I. & Radbruch, L. (2009). EAPC recommended framework for the use of sedation in palliative care. *Palliative Medicine, 23* (7), 581–593.

Chochinov, H. M. (2002). Dignity-conserving care: A new model for palliative care. *Journal of the American Medical Association, 287* (17), 2253. http://doi.org/10.1001/jama.287.17.2253

Chochinov, H. M., Hack, T., Hassard, T., Kristjanson, L. J., McClement, S. & Harlos, M. (2005). Dignity therapy: A novel psychotherapeutic intervention for patients near the end of life. *Journal of Clinical Oncology, 23* (24), 5520–5525. http://doi.org/10.1200/JCO.2005.08.391

Chochinov, H. M., Hassard, T., McClement, S., Hack, T., Kristjanson, L. J., Harlos, M. et al. (2008). The patient dignity inventory: A novel way of measuring dignity-related distress in palliative care. *Journal of Pain and Symptom Management, 36* (6), 559–571. http://doi.org/10.1016/j.jpainsymman.2007.12.018

Chochinov, H. M., Wilson, K. G., Enns, M. & Lander, S. (1997). „Are you depressed?" Screening for depression in the terminally ill. *American Journal of Psychiatry, 154* (5), 674–676.

Clarke, D. M. & Kissane, D. W. (2002). Demoralization: Its phenomenology and importance. *Australian and New Zealand Journal of Psychiatry, 36* (6), 733–742. http://doi.org/10.1046/j.1440-1614.2002.01086.x

Collis, E. & Al-Qurainy, R. (2013). Care of the dying patient in the community. *British Medical Journal, 347,* 4085. http://doi.org/10.1136/bmj.f4085

Costantini, M., Ottonelli, S., Canavacci, L., Pellegrini, F. & Beccaro, M. (2011). The effectiveness of the Liverpool care pathway in improving end of life care for dying cancer patients in hospital. A cluster randomised trial. *BMC Health Services Research, 11,* 13. http://doi.org/10.1186/1472–6963–11–13

Costantini, M., Romoli, V., Leo, S. D., Beccaro, M., Bono, L., Pilastri, P. et al. (2014). Liverpool Care Pathway for patients with cancer in hospital: A cluster randomised trial. *Lancet, 383* (9913), 226–237.

Crettaz, B. (2010). *Cafés mortels. Sortir la mort du silence*. Genf: Labor et fides.

de Montaigne, M. (1558/2005). *Essais*. Köln: Anaconda.

Detering, K. M., Hancock, A. D., Reade, M. C. & Silvester, W. (2010). The impact of advance care planning on end of life care in elderly patients: Randomised controlled trial. *British Medical Journal, 340,* c1345. http://doi.org/10.1136/bmj.c1345

Dettmeyer, R. B. & Verhoff, M. A. (2011). *Rechtsmedizin*. Heidelberg: Springer. http://doi.org/10.1007/978-3-642-16651-8

Dietrich, R. (2014). Letzte gemeinsame Schritte. Umgang mit dem Sterbewunsch im Hospiz. *Zeitschrift für Gesundheitsberufe, 39* (2010), 26–28.

Dodge, H. H., Wang, C. N., Chang, C. C. & Ganguli, M. (2011). Terminal decline and practice effects in older adults without dementia: The MoVIES project. *Neurology, 77,* 722–730. http://doi.org/10.1212/WNL.0b013e31822b0068

Döring, N. & Bortz, J. (1993). Psychometrische Einsamkeitsforschung. Deutsche Neukonstruktion der UCLA Loneliness Scale. *Diagnostica, 39,* 224–239.

Durlak, J. (2003). Die Veränderung von Einstellungen zu Sterben und Tod durch Unterrichtsveranstaltungen. In J. Wittkowski (Hrsg.), *Sterben, Tod und Trauer: Grundlagen, Methoden, Anwendungsfelder* (S. 211–225). Stuttgart: Kohlhammer.

Eggebrecht, D. & Falckenberg, M. (2011). Tumorschmerz. In B. Kröner-Herwig (Hrsg.), *Schmerzpsychotherapie. Grundlagen, Diagnostik, Krankheitsbilder, Behandlung* (6. Aufl., S. 491–508). Heidelberg: Springer.

Elwyn, G., Edwards, A., Wensing, M., Hood, K., Atwell, C. & Grol, R. (2003). Shared decision making. Developing the OPTION scale for measuring patient involvement. *Quality and Safety in Health Care, 12,* 93–99. http://doi.org/10.1136/qhc.12.2.93

Engelke, E. (2012). *Gegen die Einsamkeit Sterbenskranker. Wie Kommunikation gelingen kann*. Freiburg i. Br.: Lambertus.

Ellershaw, J.E. (2013). Best care for the dying patient. Why do so many people die badly when we know how to care for them well? *British Medical Journal, 347,* 4428. http://doi.org/10.1136/bmj.f4428

Ellis, L., Wahab, E.A. & Ratnasingan, M. (2013). Religiosity and fear of death: A three-nation comparison. *Mental Health, Religion & Culture, 16* (2), 179–199. http://doi.org/10.1080/13674676.2011.652606

Faden, R.R. & Beauchamp, T.L. (1986). *A history and theory of informed consent.* New York: Oxford University Press.

Fegg, M.J., Kramer, M., L'hoste, S. & Borasio, G.D. (2008). The Schedule for Meaning in Life Evaluation (SMiLE): Validation of a new instrument for meaning-in-life research. *Journal of Pain and Symptom Management, 35* (4), 356–364. http://doi.org/10.1016/j.jpainsymman.2007.05.007

Fegg, M.J., Wasner, M., Neudert, C. & Borasio, G.D. (2005). Personal values and individual quality of life in palliative care patients. *Journal of Pain and Symptom Management, 30,* 154–159. http://doi.org/10.1016/j.jpainsymman.2005.02.012

Florian, V. & Mikulincer, M. (1997). Fear of personal death in adulthood: the impact of early and recent losses. *Death Studies, 21,* 1–24. http://doi.org/10.1080/074811897202119

Florian, V. & Snowden, L.R. (1989). Fear of personal death and positive life regard: A study of different ethnic and religious-affiliated American college students. *Journal of Cross-Cultural Psychology, 20,* 64–79.

Forstmeier, S. (2013). Lebensrückblick bei Anpassungsproblemen und Lebenskrisen. In A. Maercker & S. Forstmeier (Hrsg.), *Der Lebensrückblick in Beratung und Therapie* (S. 85–106). Berlin: Springer.

Fortner, B.V. & Neimeyer, R.A. (1999). Death anxiety in older adults: A quantitative review. *Death Studies, 23* (5), 387–411.

Fry, P.S. (2003). Perceived self-efficacy domains as predictors of fear of the unknown and fear of dying among older adults. *Psychology and Aging, 18* (3), 474–486. http://doi.org/10.1037/0882-7974.18.3.474

Galushko, M., Strupp, J., Walisko-Waniek, J., Hahn, M., Löffert, S., Ernstmann, N. et al. (2015). Validation of the German version of the Schedule of Attitudes Toward Hastened Death (SAHD-D) with patients in palliative care. *Palliative and Supportive Care, 13* (3), 713–723.

Gerstorf, D., Ram, N., Mayraz, G., Hidajat, M., Lindenberger, U., Wagner, G.G. & Schupp, J. (2010). Late-life decline in well-being across adulthood in Germany, the United Kingdom, and the United States: Something is seriously wrong at the end of life. *Psychology and Aging, 25,* 477–485.

GESIS – Leibniz-Institut für Sozialwissenschaften. (2012). *Allgemeine Bevölkerungsumfrage der Sozialwissenschaften ALLBUS. Studien-Nr. 4614.* Köln: GESIS Datenarchiv. Zugriff am 07.07.2015. Verfügbar unter http://www.gesis.org/allbus/studienprofile/2012/

Glaser, B.G. & Strauss, A.L. (1965). *Awareness of dying.* New Brunswick, NJ: Aldine Transaction.

Goldberg, D. & Williams, P. (1988). *A user's guide to the General Health Questionnaire.* Windsor, UK: NFER-Nelson.

Gomes, B., Calanzani, N., Curiale, V., McCrone, P. & Higginson, I.J. (2013). Effectiveness and cost-effectiveness of home palliative care services for adults with advanced illness and their caregivers. *Cochrane database of systematic reviews, 6,* CD007760. http://doi.org/10.1002/14651858.CD007760.pub2

Greenberg, J., Pyszczynski, T. & Solomon, S. (1986). The causes and consequences of the need for self-esteem: A terror management theory. In R.E. Baumeister (Ed.), *Public self and private self* (pp. 189–212). Springer: New York.

Grisso, T. & Appelbaum, P.S. (1998). *Assessing competence to consent to treatment: A guide for physicians and other health professionals.* New York: Oxford University Press.

Heller, B. & Heller, A. (2013). *Spiritualität und Spiritual Care*. Bern: Huber.

Hebert, R., Zdaniuk, B., Schulz, R. & Scheier, M. (2009). Positive and negative religious coping and well-being in women with breast cancer. *Journal of Palliative Medicine, 12* (6), 537–545. http://doi.org/10.1089/jpm.2008.0250

Hermann, H., Trachsel, M. & Biller-Andorno, N. (in press). Accounting for intuition in decision-making capacity: Rethinking the reasoning standard? *Philosophy, Psychiatry & Psychology.*

Hermann, H., Trachsel, M. & Biller-Andorno, N. (2015a). Einwilligungsfähigkeit: Inhärente Fähigkeit oder ethisches Urteil? Ethik in der Medizin. Online first.

Hermann, H., Trachsel, M. & Biller-Andorno, N. (2015b). Physicians' personal values in determining medical decision-making capacity: A survey study. *Journal of Medical Ethics.* Online first. http://doi.org/10.1136/medethics-2014-102263

Herschbach, P. & Heußner, P. (2008). *Einführung in die psychoonkologische Behandlungspraxis* Stuttgart: Klett-Cotta.

Holtmeier, H.J. (1999). *Ernährung des alternden Menschen.* Stuttgart: Wissenschaftliche Verlagsgesellschaft.

Jaspers, K. (1946/1973). *Allgemeine Psychopathologie. Ein Leitfaden für Studierende, Ärzte und Psychologen.* Heidelberg: Springer.

Jacobsen, P.B. & Jim, H.S. (2008). Psychosocial interventions for anxiety and depression in adult cancer patients: Achievements and challenges. *Cancer Journal for Clinicians, 58* (4), 214–230. http://doi.org/10.3322/CA.2008.0003

Jacobson, N. (2007). Dignity and health: A review. *Social Science & Medicine, 64* (2), 292–302. http://doi.org/10.1016/j.socscimed.2006.08.039

Kearney, M.K., Weininger, R.B., Vachon, M.L., Harrison, R.L. & Mount, B.M. (2009). Self-care of physicians caring for patients at the end of life. *Journal of the American Medical Associatio, 301* (11), 1155–1164. http://doi.org/10.1001/jama.2009.352

Kierkegaard, S. (1845/1964). *Vier erbauliche Reden 1844. Drei Reden bei gedachten Gelegenheiten 1845* (Gesammelte Werke. 13. und 14. Abteilung). Düsseldorf: Eugen Diederichs Verlag.

Kruse, A. (2007). *Das letzte Lebensjahr* (Grundriss Gerontologie, Bd. 21). Stuttgart: Kohlhammer.

Kröner-Herwig, B. (2011). *Schmerzpsychotherapie. Grundlagen, Diagnostik, Krankheitsbilder, Behandlung* (6. Aufl.). Heidelberg: Springer.

Kübler-Ross, E. (1969). *On death and dying*. New York, NY: Macmillan.

Lattanzi-Licht, M. (2003). Die Betreuung von Menschen zum Lebensende. In J. Wittkowski (Hrsg.), *Sterben, Tod und Trauer* (pp. 195–210). Stuttgart: Kohlhammer.

Lattanzi-Licht, M. & Doka, K.J. (2003). *Coping with public tragedy (Living with grief).* Hospice Foundation of America.

Lawlor, P.G., Gagnon, B., Mancini, I.L., Pereira, J.L., Hanson, J., Suarez-Almazor, M.E. et al. (2000). Occurrence, causes, and outcome of delirium in patients with advanced cancer: A prospective study. *Archives of Internal Medicine, 160* (6), 786–794. http://doi.org/10.1001/archinte.160.6.786

Lees, N. & Lloyd-Williams, M. (1999). Assessing depression in palliative care patients using the visual analogue scale: a pilot study. *European Journal of Cancer Care, 8* (4), 220–223. http://doi.org/10.1046/j.1365-2354.1999.00180.x

Lifton, R.J. (1986). *Der Verlust des Todes.* Über die Sterblichkeit des Menschen und die Fortdauer des Lebens. München: Hanser.

Linden, M., Lischka, A.-M., Popien, C. & Golombeck, J. (2007). Der multidimensionale Sozialkontakt Kreis (MuSK) – ein Interviewverfahren zur Erfassung des sozialen Netzes in der klinischen Praxis. *Zeitschrift für Medizinische Psychologie, 16* (3), 135–143.

Lloyd-Williams, M., Shiels, C. & Dowrick, C. (2007). The development of the Brief Edinburgh Depression Scale (BEDS) to screen for depression in patients with advanced cancer. *Journal of Affective Disorders, 99* (1–3), 259–264. http://doi.org/10.1016/j.jad.2006.09.015

Luanaigh, C. O. & Lawlor, B. A. (2008). Loneliness and the health of older people. *International Journal of Geriatric Psychiatry, 23* (12), 1213–1221.

MacDonald, S. W. S., Hultsch, D. F. & Dixon, R. A. (2011). Aging and the shape of cognitive change before death: terminal decline or terminal drop? *The Journals of Gerontology, Series B: Psychological Sciences and Social Sciences, 66* (3), 292–301.

Maercker, A. (2015). *Alterspsychotherapie und klinische Gerontopsychologie* (2. Aufl.). Berlin: Springer.

Maercker, A. & Forstmeier, S. (Hrsg.). (2013). *Der Lebensrückblick in Therapie und Beratung*. Berlin: Springer. http://doi.org/10.1007/978-3-642-28199-0

Maercker, A. & Langner, R. (2001). Persönliche Reifung (personal growth) durch Belastungen und Traumata: Validierung zweier deutschsprachiger Fragebogenversionen. *Diagnostica, 47* (3), 153–162. http://doi.org/10.1026//0012-1924.47.3.153

Maciejewski, P. K., Zhang, B., Block, S. D. & Prigerson, H. G. (2007). An empirical examination of the stage theory of grief. *Journal of the American Medical Association, 297* (7), 716–723. http://doi.org/10.1001/jama.297.7.716

Mack, J. W., Nilsson, M., Balboni, T., Friedlander, R. J., Block, S. D., Trice, E. & Prigerson, H. G. (2008). Peace, equanimity, and acceptance in the cancer experience (PEACE). *Cancer, 112* (11), 2509–2517. http://doi.org/10.1002/cncr.23476

Maltoni, M., Scarpi, E., Rosati, M., Derni, S., Fabbri, L., Martini, M. et al. (2012). Palliative sedation in end-of-life care and survival: A systematic review. *Journal of Clinical Oncology, 30,* 1378–1383. http://doi.org/10.1200/JCO.2011.37.3795

McGuire, D. B. (2004). Occurrence of cancer pain. *Journal of the National Cancer Institute Monographs, 32,* 51–56. http://doi.org/10.1093/jncimonographs/lgh015

Maxfield, M., Pyszczynski, T., Greenberg, J., Pepin, R. & Davis, H.P. (2012). The moderating role of executive functioning in older adults' responses to a reminder of mortality. *Psychology and Aging, 27* (1), 256–263. http://doi.org/10.1037/a0023902

Mayland, C.R., Williams, E.M.I., Addington-Hall, J., Cox, T.F. & Ellershaw, J.E. (2013). Does the „Liverpool Care Pathway" facilitate an improvement in quality of care for dying cancer patients? *British Journal of Cancer, 108,* 1942–1948.

Merskey, H. & Bogduk, N. (Eds.). (1994). *Classification of chronic pain. Descriptions of chronic pain syndromes and definitions of pain terms* (*2nd ed.*). Seattle, WA: IASP Press.

Mehnert, A., Müller, D., Lehmann, C. & Koch, U. (2006). Die deutsche Version des NCCN Distress-Thermometers. *Empirische Prüfung eines Screening-Instruments zur Erfassung psychosozialer Belastung bei Krebspatienten, Zeitschrift für Psychiatrie, Psychologie und Psychotherapie, 54* (3), 213–223.

Miller, A.K., Lee, B.L. & Henderson, C.E. (2012). Death anxiety in persons with HIV/AIDS: A systematic review and meta-analysis. *Death Studies, 36* (7), 640–663. http://doi.org/10.1080/07481187.2011.604467

Mobbs, D. & Watt, C. (2011). *There is nothing paranormal about near-death experiences: How neuroscience can explain seeing bright lights, meeting the dead, or being convinced you are one of them. Trends in Cognitive Sciences, 15* (10), 447–449. http://doi.org/10.1016/j.tics.2011.07.010

Mohamed, N. E. & Böhmer, S. (2004). Die deutsche Version der Benefit Finding Skala: Ihre psychometrischen Eigenschaften bei Tumorpatienten. *Zeitschrift für Medizinische Psychologie, 13* (2), 85–91.

Möller, M. & Schulz, C. (2012). Gespräche zur Entscheidungsfindung. In M. W. Schnell & C. Schulz (Hrsg.), *Basiswissen Palliativmedizin* (S. 163–167). Berlin: Springer.

Morasso, G., Costantini, M., Baracco, G., Borreani, C. & Capelli, M. (1996). Assessing psychological distress in cancer patients: Validation of a self-administered questionnaire. *Oncology, 53* (4), 295–302. http://doi.org/10.1159/000227576

Müller-Busch, H. C. (2004). Sterbende sedieren? *Zeitschrift für Palliativmedizin, 5* (4), 107–112.

Müller-Busch, H. C. (2012). *Abschied braucht Zeit. Palliativmedizin und Ethik des Sterbens*. Berlin: Suhrkamp.

Müller-Busch, H. C. (2015). Palliative Aspekte in der Begleitung am Lebensende. In A. Maercker (Hrsg.), *Alterspsychotherapie und klinische Gerontopsychologie* (S. 347–376). Berlin: Springer.

Muniz-Terrera, G., van den Hout, A., Piccinin, A. M., Matthews, F. E. & Hofer, S. M. (2013). Investigating terminal decline: Results from a UK population-based study of aging. *Psycholoy and Aging, 28* (2), 377–385. http://doi.org/10.1037/a0031000

Nabokov, V. (1999). *Erinnerung sprich. Wiedersehen mit einer Autobiographie*. Reinbek bei Hamburg: Rowohlt.

Neimeyer, R. A., Currier, J. M., Coleman, R., Tomer, A. & Samuel, E. (2011). Confronting suffering and death at the end of life: The impact of religiosity, psychosocial factors, and life regret among hospice patients. *Death Studies, 35* (9), 777–800. http://doi.org/10.1080/07481187.2011.583200

Neimeyer, R. A., Moser, R. P. & Wittkowski, J. (2003). Psychologische Forschung zur Einstellung gegenüber Sterben und Tod. In J. Wittkowski (Hrsg.), *Sterben, Tod und Trauer* (S. 108–131). Stuttgart: Kohlhammer.

Nilges, P. (2013). Klinische Schmerzmessung. In R. Baron, W. Koppert, M. Strumpf & A. Willweber-Strumpf (Hrsg.), *Praktische Schmerzmedizin. Interdisziplinäre Diagnostik – Multimodale Therapie* (*3. Aufl.*, S. 79–85). Berlin: Springer.

Noyon, A. & Heidenreich, T. (2012). *Existenzielle Perspektiven in Psychotherapie und Beratung*. Weinheim: Beltz.

O'Brien, T. Welsh, J. & Dunn, F. G. (1998). ABC of palliative care: Non-malignant conditions. *British Medical Journal, 316,* 286–289. http://doi.org/10.1136/bmj.316.7127.286

Organisation for Economic Cooperation and Development (OECD). (2014). *How was life? Global well-being since 1820.* Berlin: OECD.

Oh, P. J. & Shin, S. R. (2014). Effects of dignity interventions on psychosocial and existential distress in terminally ill patients: A meta-analysis. *Journal of Korean Academy of Nursing, 44* (5), 471–483. http://doi.org/10.4040/jkan.2014.44.5.471

Olick, R. S. (2001). *Taking advance directives seriously: Prospective autonomy and decisions near the end of life.* Washington, DC: Georgetown University Press.

Onwuteaka-Philipsen, B. D., Rurup, M. L., Pasman, H. R. & van der Heide, A. (2010). The last phase of life: Who requests and who receives euthanasia or physician-assisted suicide? *Medical Care, 48* (7), 596–603.

Oppikofer, S., Albrecht, K. & Martin, M. (2010). Auswirkungen erhöhter sozialer Unterstützung auf das Wohlbefinden kognitiv beeinträchtigter älterer Menschen. *Zeitschrift für Gerontologie und Geriatrie, 43* (5), 310–316. http://doi.org/10.1007/s00391-009-0066-0

Palliative Care Funding Review (Eds.). (2011). *Funding the right care and support for everyone. Creating a fair and transparent funding system; the final report of the Palliative Care Funding Review.* Retrieved July 07, 2015, from https://www.gov.uk/government/uploads/system/uploads/attachment_data/file/215107/dh_133105.pdf

Park, C.L., Wortmann, J.H. & Edmondson, D. (2011). Religious struggle as a predictor of subsequent mental and physical well-being in advanced heart failure patients. *Journal of Behavioral Medicine, 34* (6), 426–436. http://doi.org/10.1007/s10865-011-9315-y

Pessin, H., Amakawa, L. & Breitbart, W.S. (2010). Suicide. In J.C. Holland, W.S. Breitbart, P.B. Jacobsen, M.S. Lederberg, M.J. Loscalzo & R. McCorkle. *Psycho-Oncology* (pp. 319–323). New York: Oxford University Press.

Peuckmann-Post, V., Elsner, F., Krumm, N., Trottenberg, P. & Radbruch, L. (2010). Pharmacological treatments for fatigue associated with palliative care. *Cochrane Database of Systematic Reviews, 11,* CD006788. http://doi.org/10.1002/14651858.CD006788.pub3

Piper, B. (1993). Fatigue. In V. Carrieri, A. Lindsey & C. West (Eds.), *Pathophysiological phenomena in nursing, human response to illness* (pp. 279–302). Philadelphia, PA: Saunders.

Ray, A., Block, S.D., Friedlander, R.J., Zhang, B., Maciejewski, P.K. & Prigerson, H.G. (2006). Peaceful awareness in patients with advanced cancer. *Journal of Palliative Medicine, 9,* 1359–1368. http://doi.org/10.1089/jpm.2006.9.1359

Richter, L. (1984). *Sören Kierkegaard: Der Begriff Angst* (Übersetzt und mit Glossar, Bibliographie sowie einem Essay, zum Verständnis des Werkes). Hamburg: Europäische Verlagsanstalt.

Rogers, C.R. (2001). *Die nicht-direktive Beratung* (10. Aufl.). Frankfurt a.M.: Fischer.

Rogusch, S. & Schulz, C. (2012). Fatigue. In M.W. Schnell & C. Schulz (Hrsg.). *Basiswissen Palliativmedizin* (S. 55–58). Berlin: Springer.

Rosenberg, L. (2002). *Living in the light of death. On the art of being truly alive* (1st ed.). Boston, NY: Shambhala.

Rosenfeld, B., Breitbart, W., Stein, K., Funesti-Esch, J., Kaim, M., Krivo, S. & Galietta, M. (1999). Measuring desire for death among patients with HIV/AIDS: the schedule of attitudes toward hastened death. *American Journal of Psychiatry, 56*(1), 94–100. http://doi.org/10.1176/ajp.156.1.94

Russell, D. (1996). UCLA Loneliness Scale (Version 3): Reliability, validity, and factor structure. *Journal of Personality Assessment, 66,* 20–40. http://doi.org/10.1207/s15327752jpa6601_2

Samarel, N. (2003). Der Sterbeprozess. In J. Wittkowski (Hrsg.), *Sterben, Tod und Trauer* (S. 122–150). Stuttgart: Kohlhammer.

Saunders, C. (1984). Pain and impending death. In R. Wall & R. Melzack (Eds.), *Textbook of pain.* (pp. 472–478). Edinburgh: Churchill Livingstone.

Saunders, C. & Baines, M. (1989). *Living with dying: The management of terminal disease.* Oxford: Oxford University Press.

Sautier, L.P., Vehling, S. & Mehnert, A. (2014). Assessment of patients' dignity in cancer care: Preliminary psychometrics of the German version of the Patient Dignity Inventory (PDI-G). *Journal of Pain and Symptom Management, 47* (1), 181–188. http://doi.org/10.1016/j.jpainsymman.2013.02.023

Sartre, J.-P. (1938/2013). *Der Ekel.* Reinbeck bei Hamburg: Rowohlt.

Schilling, G. & Mehnert, A. (2014). Überbringen schlechter Nachrichten: Eine Herausforderung für jeden Arzt. *Medizinische Klinik-Intensivmedizin und Notfallmedizin, 109* (8), 609–613. http://doi.org/10.1007/s00063-013-0250-2

Schmitz, N., Kruse, J. & Tress, W. (1999). Psychometric properties of the General Health Questionnaire (GHQ-12) in a German primary care sample. *Acta Psychiatrica Scandinavica, 100* (6), 462–468. http://doi.org/10.1111/j.1600-0447.1999.tb10898.x

Schmitz, A. & Schulz, C. (2012). Schmerz. In M.W. Schnell & C. Schulz (Hrsg.), *Basiswissen Palliativmedizin* (S. 59–69). Berlin: Springer.

Schnell, T. & Becker, P. (2007). *Fragebogen zu Lebensbedeutungen und Lebenssinn (LeBe). Manual.* Göttingen: Hogrefe.

Schwarzer, R. & Schulz, U. (2000). *BSSS – Berliner Social-Support Skalen. PSYNDEX Tests Info.* Berlin: Freie Universität.

Seale, C. & Cartwright, A. (1994). *The year before death.* Aldershot, UK: Avebury.

Seifart, C., Hofmann, M., Bar, T., Riera Knorrenschild, J., Seifart, U. & Rief, W. (2014). Breaking bad news – what patients want and what they get: Evaluating the SPIKES protocol in Germany. *Annals of Oncology, 25* (3), 707–711. http://doi.org/10.1093/annonc/mdt582

Shepperd, S., Wee, B. & Straus, S. E. (2011). Hospital at home: Home-based end of life care. *Cochrane Database of Systematic Reviews, 7,* CD009231. http://doi.org/10.1002/14651858.CD009231

Smith, R. (2000). A „good death". *British Medical Journal, 320,* 129–130.

Spitzer, C., Hammer, S., Löwe, B., Grabe, H. J., Barnow, S., Rose, M. et al. (2011). Die Kurzform des Brief Symptom Inventory (BSI-18): Erste Befunde zu den psychometrischen Kennwerten der deutschen Version. *Fortschritte der Neurologie Psychiatrie, 79* (9), 517–523.

Stanton, A. L., Luecken, L. J., MacKinnon, D. P. & Thompson, E. H. (2013). Mechanisms in psychosocial interventions for adults living with cancer: Opportunity for integration of theory, research, and practice. *Journal of Consulting and Clinical Psychology, 81* (2), 318.

Starfield, B. (2000). Is US health really the best in the world? *Journal of the American Medical Association, 284,* 483–485.

Statistisches Bundesamt (2013). Das Informationssystem der Gesundheitsberichterstattung des Bundes. Bonn: Statistisches Bundesamt.

Steinhauser, K. E., Clipp, E. C., McNeilly, M., Christakis, N. A., McIntyre, L. M. & Tulsky, J. A. (2000). In search of a good death: observations of patients, families, and providers. *Annals of Internal Medicine, 132,* 825–832. http://doi.org/10.7326/0003-4819-132-10-200005160-00011

Steinhauser, K. E., Voils, C. I., Clipp, E. C., Bosworth, H. B., Christakis, N. A. & Tulsky, J. A. (2006). Are you at peace? One item to probe spiritual concerns at the end of life. *Archives of Internal Medicine, 166* (1), 101–105. http://doi.org/10.1001/archinte.166.1.101

Stroebe, M. & Schut, H. (1999). The dual process model of coping with bereavement: Rationale and description. *Death Studies, 23* (3), 197–224.

Sykes, N. & Thorns, A. (2003). The use of opioids and sedatives at the end of life. *Lancet Oncology, 4* (5), 312–318. http://doi.org/10.1016/S1470-2045(03)01079-9

Sudore, R. L. & Fried, T. R. (2010). Redefining the „planning" in advance care planning: Preparing for end-of-life decision making. *Annals of Internal Medicine, 153* (4), 256–261. http://doi.org/10.7326/0003-4819-153-4-201008170-00008

Temel, J. S., Greer, J. A., Muzikansky, A., Gallagher, E. R., Admane, S., Jackson, V. A. et al. (2010). Early palliative care for patients with metastatic non-small-cell lung cancer. *New England Journal of Medicine, 363* (8), 733–742. http://doi.org/10.1056/NEJMoa1000678

Thomas, S., Bausewein, C., Higgins, I. & Booth, S. (2011). Breathlessness in cancer patients – implications, management and challenges. *European Journal of Oncology Nursing, 15* (5), 459–469. http://doi.org/10.1016/j.ejon.2010.11.013

Trachsel, M., Mitchell, C. & Biller-Andorno, N. (2013). Advance directives between respect for patient autonomy and paternalism. In P. Lack, N. Biller-Andorno & S. Brauer (Eds.), *Advance directives, International Library of Ethics, Law, and the New Medicine 54* (pp. 169–180). Dordrecht: Springer Science+Business Media.

Trachsel, M., Hermann, H. & Biller-Andorno, N. (2014). Urteilsfähigkeit: Ethische Relevanz, konzeptuelle Herausforderung und ärztliche Beurteilung. *Swiss Medical Forum, 14* (11), 221–225.

Trachsel, M., Hürlimann, D., Hermann, H. & Biller-Andorno, N. (2015). Umgang mit besonderen Herausforderungen bei der ärztlichen Beurteilung von Urteilsfähigkeit. Bioethica Forum. *Swiss Journal of Biomedical Ethics, 8* (2), 20–24.

Trask, P.C., Paterson, A., Riba, M., Brines, B., Griffith, K., Parker, P. et al. (2002). Assessment of psychological distress in prospective bone marrow transplant patients. *Bone Marrow Transplantation, 29* (11), 917–925. http://doi.org/10.1038/sj.bmt.1703557

van Alphen, J.E., Donker, G.A. & Marquet, R.L. (2010). Requests for euthanasia in general practice before and after implementation of the Dutch Euthanasia Act. *British Journal of General Practice, 60* (573), 263–267. http://doi.org/10.3399/bjgp10X483931

van Lommel, P. (2011). Near-death experiences: The experience of the self as real and not as an illusion. *Annals of the New York Academy of Sciences, 1234* (1), 19–28. http://doi.org/10.1111/j.1749-6632.2011.06080.x

Vodermaier, A., Linden, W. & Siu, C. (2009). Screening for emotional distress in cancer patients: A systematic review of assessment instruments. *Journal of the National Cancer Institute, 101* (21), 1464–1488. http://doi.org/10.1093/jnci/djp336

Vogel, N., Schilling, O.K., Wahl, H.W., Beekman, A.T. & Penninx, B.W. (2013). Time-to-death-related change in positive and negative affect among older adults approaching the end of life. *Psychology and Aging, 28* (1), 128–141. http://doi.org/10.1037/a0030471

Vogel, R.T. (2011). Psychotherapie auf Palliativstationen. *Psychotherapeut, 56* (5), 379–385. http://doi.org/10.1007/s00278-011-0858-8

Vogelzang, N.J., Breitbart, W., Cella, D., Curt, G.A., Groopman, J.E., Horning, S.J. et al. (1997). Patient, caregiver, and oncologist perceptions of cancer-related fatigue: Results of a tripart assessment survey. The Fatigue Coalition. *Seminars in Hematology, 34* (3), 4–12.

Wahl, H.W. & Schilling, O. (2012). Hohes Alter. In W. Schneider & U. Lindenberger (Hrsg.), *Entwicklungspsychologie* (S. 311–334). Weinheim: Beltz.

Wilson, K.G., Chochinow, H.M., Skirko, M.G., Allard, P., Chary, S. & Gagnon, P.R. (2007). Depression and anxiety disorders in palliative cancer care. *Journal of Pain and Symptom Management, 33* (2), 118–129. http://doi.org/10.1016/j.jpainsymman.2006.07.016

Wilson, K.G., Dalgleish, T.L., Chochinov, H.M., Chary, S., Gagnon, P.R. & Macmillan, K. (2014). Mental disorders and the desire for death in patients receiving palliative care for cancer. *BMJ Supportive & Palliative Care.* Epub ahead of print. http://doi.org/10.1136/bmjspcare-2013-000604

Wilson, R.S., Beckett, L.A., Bienias, J.L., Evans, D.A. & Bennett, D.A. (2003). Terminal decline in cognitive function. *Neurology, 60,* 1782–1787. http://doi.org/10.1212/01.WNL.0000068019.60901.C1

Wink, P. (2006). Who is afraid of death? Religiousness, spirituality, and death anxiety in late adulthood. *Journal of Religion, Spirituality & Aging, 18* (2–3), 93–110. http://doi.org/10.1300/J496v18n02_08

Wink, P. & Scott, J. (2005). Does religiousness buffer against the fear of death and dying in late adulthood? Findings from a longitudinal study. *Journals of Gerontology Series B: Psychological Sciences and Social Sciences, 60* (4), 207–214. http://doi.org/10.1093/geronb/60.4.P207

Wittkowski, J. (1996). *FIMEST Fragebogeninventar zur mehrdimensionalen Erfassung des Erlebens gegenüber Sterben und Tod.* Göttingen: Hogrefe.

Wittkowski, J. (2002). Psychologie des Todes: Konzepte, Methoden, Ergebnisse. *Verhaltenstherapie und Verhaltensmedizin, 23,* 1–29.

Wittkowski, J. (2011). Sterben – Anfang ohne Ende? In J. Wittkowski, H. Strenge & W. Lenzen (Hrsg.), *Warum der Tod kein Sterben kennt. Neue Einsichten zu unserer Lebenszeit* (S. 29–104). Darmstadt: Wissenschaftliche Buchgesellschaft.

Wong, P.T. & Tomer, A. (2011). Beyond terror and denial: the positive psychology of death acceptance. *Death Studies, 35* (2), 99–106.

Woodhouse, J. (2014). Kommunikation. In M.A. Baldwin & J. Woodhouse (Hrsg.), *Palliative-Care-Konzepte* (S. 141–147). Bern: Huber.

Worden, J.W. (2008). *Grief counselling and grief therapy.* New York: Springer.

World Health Organization (WHO). (1996). *Cancer pain relief. With a guide to opioid availability* (2nd ed.). Geneva: Author.

World Health Organization (WHO). (2012). *The top 10 causes of death. Fact sheet.* Geneva: Author.

World Health Organization (WHO). (2014). *WHO Definition of Palliative Care.* Retrieved July 08, 2015, from www.who.int/cancer/palliative/definition/en

Wrosch, C. (2011). Self-regulation of unattainable goals and pathways to quality of life. In S. Folkman (Ed.), *The Oxford handbook of stress, health, and coping* (pp. 319–333). Oxford: Oxford University Press.

Yalom, I.D. (2000). *Die Reise mit Paula.* München: btb.

Yalom, I.D. (2008). *In die Sonne schauen. Wie man die Angst vor dem Tod überwindet.* München: btb.

Yalom, I.D. (2010). *Existentielle Psychotherapie* (5. korrigierte Aufl.). Bergisch Gladbach: Edition Humanistische Psychologie – Verlag Andreas Kohlhage.

Yalom, I.D. (2013). *Das Spinoza-Problem.* München: btb.

Zabora, J., Brintzenhofeszoc, K., Jacobsen, P., Curbow, B., Piantadosi, S., Hooker, C. et al. (2001). A new psychosocial screening instrument for use with cancer patients. *Psychosomatics, 42* (3), 241–246. http://doi.org/10.1176/appi.psy.42.3.241

Zehnder-Kiworr, C. (2012). Appetitlosigkeit. In M.W. Schnell & C. Schulz (Hrsg.), *Basiswissen Palliativmedizin* (S. 70–72). Berlin: Springer.

Zhang, B., Wright, A.A., Huskamp, H.A., Nilsson, M.E., Maciejewski, M.L., Earle, C.C. et al. (2009). Health care costs in the last week of life: Associations with end-of-life conversations. *Archives of Internal Medicine, 169* (5), 480–488. http://doi.org/10.1001/archinternmed.2008.587

Znoj, H. (2004). *Komplizierte Trauer. Fortschritte der Psychotherapie Band 23.* Göttingen: Hogrefe.

9 Anhang

Progredienzangst-Fragebogen – Kurzform (PA-F-KF)[1]

Im Folgenden finden Sie eine Reihe von Aussagen, die sich alle auf Ihre Erkrankung und mögliche *Zukunftssorgen* beziehen. Bitte kreuzen Sie bei jeder Aussage an, was für Sie zutrifft. Sie können wählen zwischen „nie", „selten", „manchmal", „oft" und „sehr oft". Bitte lassen Sie keine Frage aus.

Sie werden sehen, dass einige Fragen nicht auf Sie zutreffen. Wenn Sie beispielsweise keine Familie haben, können Sie Fragen zur Familie nicht beantworten. Wir bitten Sie, in diesen Fällen ein Kreuz bei „nie" zu machen.

	nie	**selten**	**manch-mal**	**oft**	**sehr oft**
1. Wenn ich an den weiteren Verlauf meiner Erkrankung denke, bekomme ich Angst.	☐	☐	☐	☐	☐
2. Vor Arztterminen oder Kontrolluntersuchungen bin ich ganz nervös.	☐	☐	☐	☐	☐
3. Ich habe Angst vor Schmerzen. . . .	☐	☐	☐	☐	☐
4. Der Gedanke, ich könnte im Beruf nicht mehr so leistungsfähig sein, macht mir Angst.	☐	☐	☐	☐	☐
5. Wenn ich Angst habe, spüre ich das auch körperlich (z. B. Herzklopfen, Magenschmerzen, Verspannung). . .	☐	☐	☐	☐	☐
6. Die Frage, ob meine Kinder meine Krankheit auch bekommen könnten, beunruhigt mich.	☐	☐	☐	☐	☐
7. Es beunruhigt mich, dass ich im Alltag auf fremde Hilfe angewiesen sein könnte.	☐	☐	☐	☐	☐
8. Ich habe Sorge, dass ich meinen Hobbys wegen meiner Erkrankung irgendwann nicht mehr nachgehen kann.	☐	☐	☐	☐	☐

1 © PA-F-KF TUM 2001, Herschbach und Heußner (2008). Abdruck erfolgt mit Genehmigung der Autoren.

	nie	selten	manch-mal	oft	sehr oft
9. Ich habe Angst vor drastischen medizinischen Maßnahmen im Verlauf der Erkrankung.	☐	☐	☐	☐	☐
10. Ich mache mir Sorgen, dass meine Medikamente meinem Körper schaden könnten.	☐	☐	☐	☐	☐
11. Mich beunruhigt, was aus meiner Familie wird, wenn mir etwas passieren sollte.	☐	☐	☐	☐	☐
12. Der Gedanke, ich könnte wegen Krankheit in der Arbeit ausfallen, beunruhigt mich.	☐	☐	☐	☐	☐

Schedule of Attitudes toward Hastened Death (SAHD) – deutsche Version[2]

	Trifft zu	Trifft nicht zu
1. Ich bin zuversichtlich, dass ich mit der emotionalen Belastung durch meine Krankheit umgehen kann.	☐	☐
2. Aufgrund meiner Krankheit rechne ich damit, dass ich in Zukunft stark unter emotionalen Problemen leiden werde.	☐	☐
3. Meine Krankheit hat mich so mitgenommen, dass ich nicht weiterleben möchte.	☐	☐
4. Ich denke ernsthaft darüber nach, meinen Arzt um Hilfe zu bitten, mein Leben zu beenden.	☐	☐
5. Sollte sich mein Krankheitszustand nicht bessern, werde ich mir überlegen, meinem Leben ein Ende zu setzen.	☐	☐
6. Sterben erscheint mir der beste Weg, den Schmerz und die Beschwerden zu beenden, die meine Krankheit verursacht.	☐	☐
7. Trotz meiner Krankheit hat mein Leben immer noch einen Sinn und eine Bedeutung.	☐	☐
8. Ich will, dass die Krankheit ihren Lauf nimmt. Deswegen ist mir meine Behandlung egal.	☐	☐
9. Ich will weiterleben, ganz gleich wie viel Schmerz und Leid meine Krankheit verursacht.	☐	☐
10. Ich hoffe, dass meine Erkrankung schnell voranschreitet, weil ich lieber sterben möchte, als mit dieser Krankheit weiterzuleben.	☐	☐
11. Ich habe die Behandlung meiner Krankheit beendet, da ich es vorziehe, der Erkrankung ihren Lauf zu lassen.	☐	☐
12. Selbst mit meiner Krankheit genieße ich mein jetziges Leben und käme nicht auf die Idee, es zu beenden.	☐	☐

2 © Rosenfeld et al. (1999), dt.: Galushko et al. (2015). Abdruck erfolgt mit Genehmigung der Autoren

	Trifft zu	Trifft nicht zu
13. Da meine Krankheit nicht geheilt werden kann, würde ich lieber früher als später sterben.	☐	☐
14. Sterben erscheint mir der beste Weg zu sein, um das seelische Leid zu beenden, das meine Krankheit verursacht.	☐	☐
15. Die Ärzte werden die meisten Beschwerden meiner Krankheit lindern können.	☐	☐
16. Angesichts meiner Krankheit erscheint mir der Gedanke zu sterben tröstlich.	☐	☐
17. Aufgrund meiner Krankheit rechne ich damit, dass ich in Zukunft stark unter körperlichen Beschwerden leiden werde.	☐	☐
18. Ich habe vor, mein Leben zu beenden, sobald meine Krankheit nicht mehr zu ertragen ist.	☐	☐
19. Ich will unbedingt alle Behandlungsmöglichkeiten ausschöpfen, weil ich alles dafür tun würde, um weiterzuleben.	☐	☐
20. Ich kann mit den Symptomen meiner Krankheit umgehen und denke nicht daran, mein Leben zu beenden.	☐	☐

Loneliness Scale (UCLA)[3]					
Stimmt …	gar nicht	wenig	teils-teils	ziem-lich	völlig
Ich fühle mich wohl mit den Menschen um mich herum.	□	□	□	□	□
Ich habe genug Gesellschaft.	□	□	□	□	□
Ich habe niemanden, an den ich mich wenden kann.	□	□	□	□	□
Ich fühle mich allein.	□	□	□	□	□
Ich habe einen Freundeskreis.	□	□	□	□	□
Ich habe viel gemeinsam mit den Menschen um mich herum.	□	□	□	□	□
Ich fühle mich niemandem nah.	□	□	□	□	□
Die Leute um mich herum haben ganz andere Interessen und Ideen als ich.	□	□	□	□	□
Ich bin ein geselliger Mensch.	□	□	□	□	□
Ich habe Menschen, die mir nahestehen.	□	□	□	□	□
Ich fühle mich ausgeschlossen.	□	□	□	□	□
Meine Freundschaften sind oberflächlich.	□	□	□	□	□
Niemand kennt mich wirklich.	□	□	□	□	□
Ich fühle mich von den anderen isoliert.	□	□	□	□	□
Ich kann mit anderen zusammen sein, wenn ich das will.	□	□	□	□	□
Es gibt Menschen, die mich wirklich verstehen.	□	□	□	□	□
Ich bin zu viel allein.	□	□	□	□	□
Die anderen Menschen haben es schwer, an mich heranzukommen.	□	□	□	□	□
Ich habe Menschen, mit denen ich sprechen kann.	□	□	□	□	□
Ich habe Menschen, an die ich mich wenden kann.	□	□	□	□	□

3 © Russell (1996), dt. Döring und Bortz (1993). Abdruck erfolgt mit Genehmigung der Autoren.

Frieden, Gelassenheit und Annehmen der Krebserfahrung-Fragebogen (PEACE-Skala)[4]

Bitte markieren Sie die Antwort, die am besten beschreibt, wie Sie sich gegenwärtig fühlen:

In welchem Ausmaß …	gar nicht	ein wenig	ziemlich	überwiegend
1. sind Sie in der Lage Ihre Krebsdiagnose anzunehmen?	☐	☐	☐	☐
2. können Sie von sich sagen, dass Sie ein Gefühl von innerem Frieden und Harmonie haben?	☐	☐	☐	☐
3. fühlen Sie, dass Sie Frieden mit Ihrer Erkrankung schließen konnten?	☐	☐	☐	☐
4. fühlen Sie sich zurzeit vielgeliebt?	☐	☐	☐	☐
5. fühlen Sie innerlich Ruhe und Ausgeglichenheit?	☐	☐	☐	☐
6. regen Sie die Veränderungen Ihres äußeren Erscheinens auf?	☐	☐	☐	☐
7. machen die Sorgen über Ihre Erkrankung es für Sie schwer, von Tag zu Tag zu leben?	☐	☐	☐	☐
8. fühlen Sie, dass es ungerecht für Sie ist, Krebs bekommen zu haben?	☐	☐	☐	☐
9. fühlen Sie, dass Ihr Leben, so wie Sie es kennen, vorbei ist?	☐	☐	☐	☐
10. sind Sie ärgerlich über Ihre Krankheit?	☐	☐	☐	☐
11. denken Sie, dass Ihre Krankheit Sie besiegt hat?	☐	☐	☐	☐
12. schämen Sie sich oder fühlen Sie sich verlegen wegen Ihrer gegenwärtigen Lage?	☐	☐	☐	☐

4 © Mack et al. (2008), dt. Übersetzung von A. Maercker. Abdruck erfolgt mit Genehmigung der Autoren.

Benefit Finding-Skala – Deutsche Version[5]

Patienten gewinnen manchmal den Eindruck, dass die Krankheit nicht nur Probleme erzeugt, sondern auch positive Begleiterscheinungen hat. Bitte geben Sie an, in welchem Maß Sie den folgenden Aussagen zustimmen oder sie ablehnen.

Meine Erkrankung … Stimmt …	**gar nicht**	**ein wenig**	**teils-teils**	**ziemlich**	**völlig**
1. hat mir gezeigt, die Dinge des Lebens mehr anzunehmen.	☐	☐	☐	☐	☐
2. hat mich gelehrt, mich an Umstände anzupassen, die ich nicht ändern kann.	☐	☐	☐	☐	☐
3. hat mir geholfen, die Dinge so zu nehmen, wie sie kommen.	☐	☐	☐	☐	☐
4. hat meine Familie enger zusammengefügt.	☐	☐	☐	☐	☐
5. hat mich gegenüber Familienangelegenheiten aufmerksamer gemacht.	☐	☐	☐	☐	☐
6. hat mich gelehrt, dass jeder im Leben eine Bestimmung hat.	☐	☐	☐	☐	☐
7. hat mir gezeigt, dass alle Menschen Liebe brauchen.	☐	☐	☐	☐	☐
8. hat mir bewusst gemacht, wie wichtig es ist, die Zukunft meiner Familie zu planen.	☐	☐	☐	☐	☐
9. hat mein Bewusstsein gestärkt für die Zukunft aller Menschen.	☐	☐	☐	☐	☐
10. hat mich gelehrt, geduldig zu sein.	☐	☐	☐	☐	☐
11. hat mich dazu geführt, mit Stress und Problemen besser umzugehen.	☐	☐	☐	☐	☐
12. hat mich mit Menschen zusammengeführt, von denen einige gute Freunde geworden sind.	☐	☐	☐	☐	☐
13. hat zur Entwicklung und Stärkung meiner Persönlichkeit beigetragen.	☐	☐	☐	☐	☐

5 © Antoni et al. (2001); dt. Mohamed und Böhmer (2004). Abdruck erfolgt mit Genehmigung der Autoren.

Meine Erkrankung … **Stimmt …**	**gar nicht**	**ein wenig**	**teils-teils**	**ziem-lich**	**völ-lig**
14. hat mir die vorhandene Liebe und Unterstützung von anderen erst richtig bewusst gemacht..	☐	☐	☐	☐	☐
15. hat mir geholfen zu erkennen, wer meine wahren Freunde sind.	☐	☐	☐	☐	☐
16. hat dazu beigetragen, meinem Leben Sinn zu verleihen und andere Schwerpunkte zu setzen.	☐	☐	☐	☐	☐
17. hat mir geholfen, mich auf das Wesentliche zu konzentrieren und meinem Leben einen tieferen Sinn zu verleihen.	☐	☐	☐	☐	☐

Distress-Thermometer mit Belastungsliste (deutsche NCCN-Version)[6]

Anleitung:

ERSTENS: Bitte kreisen Sie die Zahl ein (0-10), die am besten beschreibt, wie belastet Sie sich in der letzten Woche einschließlich heute gefühlt haben.

Extrem belastet

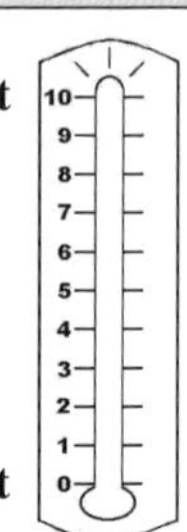

Gar nicht belastet

ZWEITENS: Bitte geben Sie an, ob Sie in einem der nachfolgenden Bereiche in der letzten Woche einschließlich heute Probleme hatten. Kreuzen Sie für jeden Bereich JA oder NEIN an.

JA	NEIN	
		Praktische Probleme
○	○	Wohnsituation
○	○	Versicherung
○	○	Arbeit/Schule
○	○	Beförderung (Transport)
○	○	Kinderbetreuung
		Familiäre Probleme
○	○	Im Umgang mit dem Partner
○	○	Im Umgang mit den Kindern
		Emotionale Probleme
○	○	Sorgen
○	○	Ängste
○	○	Traurigkeit
○	○	Depression
○	○	Nervosität
		Spirituelle/religiöse Belange
○	○	In Bezug auf Gott
○	○	Verlust des Glaubens

JA	NEIN	
		Körperliche Probleme
○	○	Schmerzen
○	○	Übelkeit
○	○	Erschöpfung
○	○	Schlaf
○	○	Bewegung/Mobilität
○	○	Waschen, Ankleiden
○	○	Äußeres Erscheinungsbild
○	○	Atmung
○	○	Entzündungen im Mundbereich
○	○	Essen/Ernährung
○	○	Verdauungsstörungen
○	○	Verstopfung
○	○	Durchfall
○	○	Veränderungen beim Wasser lassen
○	○	Fieber
○	○	Trockene/juckende Haut
○	○	Trockene/verstopfte Nase
○	○	Kribbeln in Händen/Füßen
○	○	Angeschwollen/aufgedunsen fühlen
○	○	Sexuelle Probleme

Sonstige Probleme: ____

____

---

6 © NCCN.org; deutsche Version: Mehner, Müller, Lehmann und Koch (2006). Abdruck erfolgt mit Genehmigung der Autoren.

Schedule for Meaning in Life Evaluation (SMiLE)[7]

Die Frage nach dem **Sinn des Lebens** bewegt viele Menschen. In den verschiedensten Lebenssituationen stellen sich Menschen diese Frage. Dies können besondere Glücksmomente sein, aber auch leidvolle Erfahrungen.

Im Folgenden interessiert uns, **was Ihrem Leben Sinn gibt**. Darunter verstehen wir Bereiche, die einem wichtig sind, Halt geben und dem Leben Bedeutung verleihen.

Diese Bereiche sind für jede Person unterschiedlich, es gibt daher keine „richtigen" oder „falschen" Antworten. Bitte beantworten Sie die Fragen einfach so offen und ehrlich wie möglich. Beziehen Sie sich auf Ihre gegenwärtige Lebenssituation.

Bitte nennen Sie 3 bis 7 Bereiche, die Ihrem Leben Sinn geben, unabhängig davon wie zufrieden oder unzufrieden Sie momentan mit diesen Bereichen sind.
Die Reihenfolge der Nennung spielt keine Rolle.

Bereich 1: ______________________________

Bereich 2: ______________________________

Bereich 3: ______________________________

Bereich 4: ______________________________

Bereich 5: ______________________________

Bereich 6: ______________________________

Bereich 7: ______________________________

Bitte achten Sie bei den folgenden Antworten darauf, dass die Nummerierung der Bereiche mit der Reihenfolge auf der vorigen Seite übereinstimmt. Bitte bewerten Sie jeden der von Ihnen genannten Bereiche! Beziehen Sie sich in Ihrer Einschätzung auf Ihre gegenwärtige Lebenssituation.

7 © Fegg et al. (2008). Abdruck erfolgt mit Genehmigung der Autoren.

Bitte kreuzen Sie an, wie **zufrieden bzw. unzufrieden** Sie in den einzelnen Bereichen sind, d. h. wie sehr sich der jeweilige Bereich positiv oder negativ auf Ihren Lebenssinn auswirkt.

Wie zufrieden sind Sie mit …	**Sehr unzufrieden**			**Weder noch**			**Sehr zufrieden**
Bereich 1:	–3	–2	–1	0	+1	+2	+3
Bereich 2:	–3	–2	–1	0	+1	+2	+3
Bereich 3:	–3	–2	–1	0	+1	+2	+3
Bereich 4:	–3	–2	–1	0	+1	+2	+3
Bereich 5:	–3	–2	–1	0	+1	+2	+3
Bereich 6:	–3	–2	–1	0	+1	+2	+3
Bereich 7:	–3	–2	–1	0	+1	+2	+3

Bitte kreuzen Sie an, wie **wichtig** jeder einzelne Bereich für Ihren Lebenssinn ist. Versuchen Sie, so deutlich wie möglich zwischen den Bereichen zu unterscheiden, indem Sie alle Ziffern erwägen.

Wie wichtig ist für Sie …	**Nicht wichtig**			**Wichtig**			**Sehr wichtig**	**Äußerst wichtig**
Bereich 1:	0	1	2	3	4	5	6	7
Bereich 2:	0	1	2	3	4	5	6	7
Bereich 3:	0	1	2	3	4	5	6	7
Bereich 4:	0	1	2	3	4	5	6	7
Bereich 5:	0	1	2	3	4	5	6	7
Bereich 6:	0	1	2	3	4	5	6	7
Bereich 7:	0	1	2	3	4	5	6	7

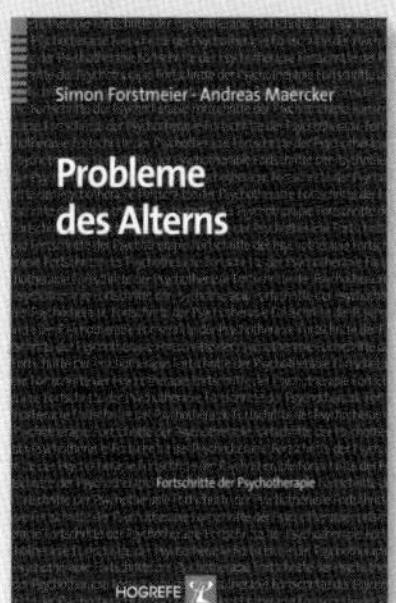

Simon Forstmeier
Andreas Maercker

Probleme des Alterns

(Reihe: „Fortschritte der Psychotherapie", Band 33)
2008, VIII/110 Seiten, € 19,95 / CHF 28,50
(Im Reihenabonnement € 15,95 / CHF 22,90)
ISBN 978-3-8017-1987-6
Auch als E-Book erhältlich

Der Band informiert praxisorientiert über Interventionen bei psychischen Problemen des Alterns.

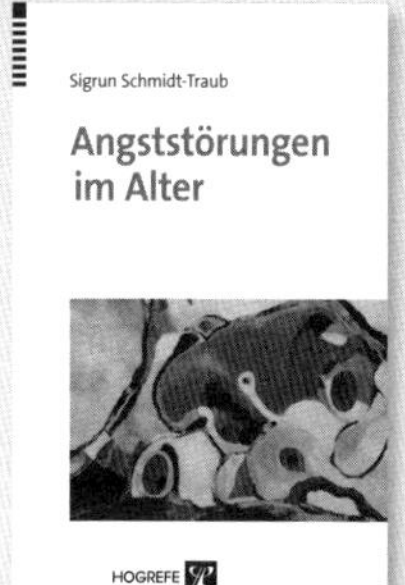

Sigrun Schmidt-Traub

Angststörungen im Alter

2011, 206 Seiten,
€ 29,95 / CHF 39,90
ISBN 978-3-8017-2328-6
Auch als E-Book erhältlich

Ängste sind im Alter sehr viel weiter verbreitet als bislang angenommen. Der Band informiert über Angststörungen im Alter und zeigt Therapiemöglichkeiten auf.

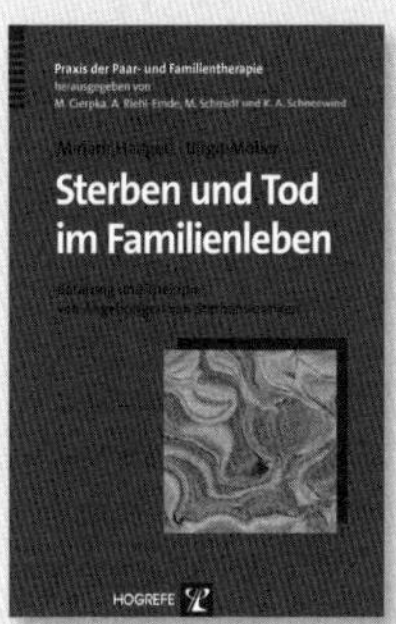

Miriam Haagen
Birgit Möller

Sterben und Tod im Familienleben

Beratung und Therapie von Angehörigen von Sterbenskranken

(Reihe: „Praxis der Paar- und Familientherapie", Band 7). 2013, VI/165 Seiten,
€ 24,95 / CHF 35,50
ISBN 978-3-8017-2268-5
Auch als E-Book erhältlich

Das Buch zeigt Möglichkeiten auf, Familienangehörige von sterbenskranken Menschen in Beratung und Therapie zu unterstützen.

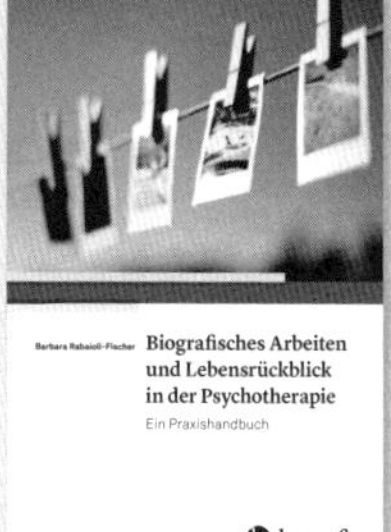

Barbara Rabaioli-Fischer

Biografisches Arbeiten und Lebensrückblick in der Psychotherapie

Ein Praxishandbuch

2015, 255 Seiten,
€ 34,95 / CHF 45,50
ISBN 978-3-8017-2625-6
Auch als E-Book erhältlich

Das Handbuch stellt die Praxis biografischen Arbeitens und von Lebensrückblickinterventionen anhand zahlreicher Beispiele vor.

www.hogrefe.de

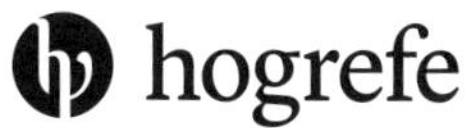